LES BAINS

DE

SCHINZNACH

EN SUISSE

PAR

Le Docteur CHARLES AMSLER,

MÉDECIN AUX EAUX DE SCHINZNACH, MÉDECIN ATTACHÉ
A L'HÔPITAL DES BAINS.

SIXIÈME ÉDITION,

REVUE PAR L'AUTEUR ET CONTENANT DES ADDITIONS

PAR

Le Docteur GÉROLD AMSLER fils,

MÉDECIN AUX BAINS DE SCHINZNACH.

AARAU, en Suisse.
IMPRIMERIE DE H. R. SAUERLÄNDER.
1880.

PRÉFACE.

Depuis deux ans la première édition de cet ouvrage est totalement épuisée. Cédant à de nombreuses sollicitations je me suis décidé à en préparer une sixième édition. Quoique je me sois attaché à supprimer les choses inutiles, la brochure a cependant reçu un développement considérable. D'un coté je voulais offrir aux gens du monde la possibilité de s'orienter sur notre établissement de bains et les moyens qu'il offre, de l'autre fournir au médecin les indications fondées sur les observations cliniques et scientifiques. En outre j'ai voulu contribuer une obole à la solution des questions, qui sont si multiples, de la balnéotechnique et de la balnéothérapeutique.

WILDEGG, en Avril 1880.

DR. AMSLER.

TABLE DES MATIÈRES.

I. PARTIE GÉNÉRALE.

Tableau comparatif du niveau et de la température de la
source et de l'Aar, du nombre des bains puisés et de la
sulfuration de l'eau minérale, composé par le docteur
Gérold Amsler 45

Remarques sur les courbes des tables construites d'après les
précédentes observations, touchant la hauteur et la température de l'Aar etc. 55

II. PARTIE MÉDICALE.

I.

PARTIE GÉNÉRALE.

1. Site et climat de la contrée.

La vallée de Schinznach s'étend du sud au nord. A l'ouest et à l'est elle est entourée de hautes montagnes boisées. Même vers le nord un prolongement de la montagne rétrécit assez l'entrée de la vallée fermée du reste par une forêt de hêtres, pour qu'elle soit inaccessible aux vents froids. Le fleuve de l'Aar, d'un cours rapide, traverse la vallée dans la direction du sud au nord, de sorte qu'il n'y a ni eau stagnante ni autres circonstances qui puissent produire un air marécageux ou des fièvres. Des vignobles, cultivé avec soin, couvrent les pentes méridionales des coteaux, les parties planes présentent une succession variée de champs fertiles, de prairies et de forêts d'arbres fruitiers. Les moissons dévancent toujours celles des vallées voisines d'une à deux semaines. Les croupes, ainsi que les sommets de montagnes, sont richement boisés, partout où ne s'èlévent pas les ruines de quelque vieux manoir ou quelque château habité. L'Aar, qui déroule au fond de la vallée ses nombreux méandres semés d'îles couvertes de buissons verts et touffus, lui donne l'aspect le plus pittoresque, et y répand cette vie, cette animation particulière, sans laquelle le plus beau paysage finit par devenir monotone.

Les bains de Schinznach sont situés sous le 25° de longitude et sous le 47° de latitude. Leur élévation absolue au-dessus de la surface de la Méditerranée est de 343 mêtres. La moyenne barométrique est de 0,728 m.

La hauteur moyenne du thermomêtre, en été, est de 17° C.; hors les temps d'orages, le changement de température n'est jamais instantané.

2. Les bains de Schinznach.

La source d'eau minérale et un établissement de bains, bien organisé selon les idées du temps, existaient déjà en 1654 „non loin du beau bourg de Schinznach", sur la rive gauche de l'Aar.

Ce fait fut, par des circonstances particulières, oublié de sorte qu'il n'en restait qu'une tradition obscure et qu'il a fallu, il y a dix ans, étudier les chartes les plus anciennes, pour se fixer.

C'est dans nos éditions précédantes que nous avons, par écrit et par dessin, réproduit les preuves. Mais ce n'était pas l'intérêt purement historique seul qui demandait des recherches plus exactes sur ce point; c'était de plus la conviction qu'il s'y rattache un intérêt tout pratique d'une certaine portée. Est-ce-que réellement la source a changé de place, oui ou non? Est-ce-qu'à une époque antérieure elle coulait plus en haut de la pente du Habsberg, soit même sur l'autre rive de l'Aar? Qui donc par exemple voudrait faire des essais de forage ou de cuvelage s'il fallait craindre que la source ne prît facilement un autre cours, pour se perdre dans l'Aar ou ailleurs?

En établissant avec certitude qu'autre-fois il a éxisté un bain sur la rive gauche de l'Aar, nous avons rendu justice à la tradition. Mais on est allé trop loin en soutenant que la source ait donné le nom au village de Schinznach. Une tendance dévote qui avait la prétention de nommer les bains d'après le château de Habsbourg, ne perçait pas non plus.

C'était le Docteur de Herrenschwand qui écrit en 1782 dans une relation destinée à la société royale de médecine de Paris: „Je ne comprends pas pourquoi on donne le nom de Schinznach à ces eaux. Le village qui porte ce nom, est situé à la distance d'une lieue de l'autre côté de l'Aar, pendant que les bains restent à un quart d'heure sous le vieux château de Habsbourg qui était la résidence des ancêtres de l'illustre maison d'Autriche.“

„Probablement les bains sont plus anciens que le château de Habsbourg. Peut-être les vertus de l'eau minérale ont attiré les souverains du pays pour se fixer là.“

C'étaient, pendant un certain temps, portés par de pareilles raisons, les auteurs et les propriétaires des bains qui les appelaient „bains de Habsbourg ou de Schinznach“, mais le peuple avec sa ténacité particulière retenait le nom traditionel qui est redevenu depuis longtemps le nom commun.

Le nom de la paroisse de Schinznach paraît déjà dans les chartes depuis 1227, tandis que la connaissance la plus ancienne que nous ayons des thermes, date seulement de l'an 1654. Le mot de Schinznach se compose de deux formes radicales: „Schinz“ figure comme nom de famille, „ach“ signifie „eau“ et se joint souvent à d'autres mots pour exprimer un rapport quelconque à l'eau. Par conséquant le nom de Schinznach signifie simplement „Eau de Schinz“, désignation qui de la manière la plus naturelle se rapporte au ruisseau du village qui prend son origine au pied de la montagne et sur lequel se trouve bâtie la partie la plus ancienne du village.

La source sulfureuse fut découverte en 1652 environs par le bailli bernois, Nötiger de Schenkenberg qui y fit établir une maison de bain et un hôtel. Mais à l'occasion de l'inondation terrible en 1670 tous les bâtiments furent entrainés par les flots et la source même fut tellement ensevelie sous les décombres que tous les efforts et les sacrifices faits par Nötiger pour la retrouver furent inutiles.

Ce ne fut qu'en 1690 que la source reparut sur une île au milieu d'un des bras du fleuve. L'architecte en chef de la ville de Berne, le conseiller Jenner, fut chargé d'endiguer le fleuve et d'assurer pour toujours la possession de la source.

Dès 1694 on avait construit aux frais de l'Etat les nouveaux bâtiments qui en partie existent encore; mais 1696 le Grand-Conseil de la ville de Berne décida, qu'à cause des difficultés tenant à l'emplacement des bains la source serait cédée à des particuliers. Ce fut par le titre de concession du 29. avril 1696 que Monsieur Samuel Jenner entreprît la propriété qu'il possédait jusqu'à sa mort en 1720 sous la seule condition: „non seulement l'entrepreneur ne mettra aucun impôt sur l'eau qu'on y cherchera, mais avec le temps il construira un „bain libre" pour la consolation des pauvres."

Depuis ce moment les établissements ne cessèrent de s'élargir et en 1708 nous leur trouvons la forme qu'une ancienne vignette démontre. Nous y voyons la source et la maison de bain sur une île. Le plus petit bras du fleuve la sépare de la rive droite, un pont les joint. Par la position respective et par les distances entre les différents bâtiments dans ce dessin nous nous engageons à prouver que la source alors jaillissait au même endroit qu'aujourd'hui. L'ancienne maison de bain tout près de la source est sans aucun doute la même qui sert encore à présent d'établissement de bains pour les pauvres. Le plus petit bras de l'Aar se convertit peu-à-peu en marais, le pont en bois fut remplacé par une digue en pierre, et l'ancienne île se joignit peu-à-peu à la rive droite.

L'Aar a une forte pente, et ses eaux peuvent s'accroître rapidement à une hauteur incroyable, si une pluie continue coincide avec la fonte des glaciers, ou si un vent chaud rencontre des masses de neiges amoncelées dans les montagnes. De plus, comme ce fleuve roule avec ses eaux une grande quantité de gravier et de galets, tantôt les enlevant d'un côté, tantôt les déposant de l'autre, il s'ensuit qu'il change de cours très-fréquemment et il a la tendance de se reporter vers son ancien lit.

Le cours de l'Aar formait, dans le temps, un arc autour des bains situés alors sur la rive gauche, tandis que maintenant depuis la station du chemin de fer il décrit un vaste cercle autour des établissements qu'il laisse sur la rive droite. On ne saurait donc se défendre de la conviction, que la source sulfureuse, malgré tous les accidents survenus, tels que l'inondation, l'ensablement etc., n'a jamais changé de place et que ce n'est que le cours de l'Aar qui a changé.

Pendant l'inondation extraordinaire de 1670 il paraît que toute la fureur du torrent fondit sur la langue de terre, où se trouvait la source, les établissements de bains et l'hôtel, et qu'il entraîna, sans en laisser la moindre trace, le terrain et les bâtiments. Depuis cette époque le courant de l'Aar a conservé sa direction vers la rive gauche et il y a été fixé par de solides digues sur la rive droite.

Un autre argument qui nous prouve qu'il aurait été
bien difficile que la source changeât de place, se rapporte
à la base rocheuse du lit du fleuve. En effet une source
non cuvelée se serait facilement perdue dans un lit de
gravier. Mais des observations exactes faites à différentes
époques ont constaté que la source sulfureuse sort d'une
fente dans le rocher et par conséquent y est amenée par
des conduits dans le rocher depuis l'intérieur de la terre.
Déjà les hydrologues célèbres Mr. Meyer-Ahrens de Zurich et Mr. Grandeau de Paris, après l'inspection de la
localité, ont incliné vers l'opinion, dont je viens d'établir
la parfaite justice par des raisons que je crois incontestables.

Les bains de Schinznach ont plusieurs fois changé de
propriétaires. Les héritiers de Samuel Jenner les cédè-
rent à Mr. le greffier Morel, beau-fils de Jenner qui les
vendît en 1758 à Mr. le conseiller de Schwachheim, ancien
médecin du duc Clément de Bavière. En 1773 les bains
passèrent à Mr. Antoine Renner de Nidau et en 1796 à
Mr. Théophile Rohr de Lenzbourg. Ils appartenaient à
cette famille jusqu'en 1864, où ils passèrent à une petite
société de particuliers qui formèrent en 1872 une société
d'actionnaires. Un grand nombre de bâtisses considérables,
des améliorations et des embellissements témoignent des
soins intelligents dont l'établissement a été l'objet de la part
de tous ces propriétaires.

Les bains de 1788 étaient encore dans un état passablement primitif. De 70 baignoires il y en avait 30 dont
se servait la bonne société, le reste était occupé par les
pauvres et les paysans de la contrée. Les étuves étaient
étroites et sombres; les fenêtres n'avaient que 5 à 6
pouces de largeur. Au besoin on pouvait se faire porter
l'eau à l'hôtel où l'on vois encore les étuves voutées dans
le souterrain.

Aujourd'hui les constructions de l'établissement consistent en une douzaine de bâtiments de diverses grandeurs. Les vieux bains sont à une centaine de pas environ des nouveaux bains et à cinquante pas à peu près de l'Aar. Le bâtiment forme deux corps, divisés, chacun, par un long corridor, en deux rangées de cabinets de bain. Chaque cabinet contient deux baignoires en bois, il y en a aussi en pierre et en fer émaillé, des bancs et autres meubles nécessaires. Deux tuyaux les traversent et y amènent, l'un, l'eau chauffée, l'autre, l'eau non chauffée; ils sont munis de robinets et chacun peut arranger son bain à sa volonté. Les verrous, les jambages et les pivots des portes sont en bois, l'action corrosive de la vapeur des eaux sur le fer interdisant l'usage de ce métal.

Les Bains-Neufs sont construits en 1830. La forme en est demi-circulaire, la construction très solide. Ils communique avec les bâtiments principaux par deux galeries partant des extrémités de ses deux ailes; sous ces galeries passe le chemin qui des bains aboutit à la grand'-route. Au rez-de-chaussée est une double rangée de cabinets de bains à voûtes élevées et bien éclairées. Le corridor qui les sépare, reçoit le jour par les vitres pratiquées au-dessus de chaque porte.

Des tuyaux conduisent l'eau minérale, à sa température naturelle et chauffée à la vapeur, aux baignoires en faïence blanche, enfoncées dans le sol. Deux robinets en fer mettent l'eau à la disposition des baigneurs. On descend deux ou trois marches pour entrer dans les baignoires; presque toutes sont assez grandes pour que deux personnes puissent s'y baigner ensemble; un grand nombre, notamment celles de la rangée extérieure, sont de vraies piscines. Dans beaucoup de cabinets on a placé encore des baignoires en fer émaillé. Les eaux s'écoulent, par des aquéducs souterrains solidement construits, dans le canal, d'où elles sont rapidement emportées.

Plusieurs cabinets offrent des appareils à douches qui sont disposés de manière à pouvoir s'appliquer l'eau sous toutes les formes, dans toutes les directions, à tous les degrés de forces et de température, selon que peuvent l'exiger les besoins du baigneur. Il y a donc des appareils pour donner des douches ascendantes, douches en pluie, vaginales, rectales, douches de siège et en cercles.

Depuis 1865 on a installé et perfectionné des salles d'inhalation avec les appareils de pulvérisation d'après le système de Waldenbourg, pour suffire aux exigences de la thérapeutique balnéaire. Un cabinet est organisé pour administrer les douches dans le nez, dans la bouche, dans les oreilles et sur les yeux.

Deux escaliers conduisent à l'étage supérieur des deux ailes de ce bâtiment, de manière qu'en sortir du bain, on peut regagner son appartement, sans s'exposer à l'action de l'air extérieur. Cet étage contient 45 chambres; celles qui regardent du côté de l'Aar jouissent de la vue sur les champs et sur les montagnes. Le corridor reçoit le jour d'en haut.

Les machines hydrauliques de l'établissement sont renfermées dans un petit bâtiment, à 30 pas de distance; l'Aar leur fournit l'eau nécessaire par le moyen d'un canal. Une pompe aspirante et foulante attire l'eau minérale de la source et la pousse ensuite dans les grands réservoirs en haut du bâtiment, d'où l'eau coule dans les bains avec une telle pression, qu'elle peut servir de douches. Depuis 1872 on chauffe une partie de l'eau à la vapeur, auparavant on la chauffait dans des chaudières. La même machine met aussi en mouvement deux ventilateurs, qui aspirent les vapeurs sulfureuses, dont l'atmosphère des étuves est imprégnée. Le vaste terrain, au milieu duquel a été placé le bâtiment circulaire, est transformé en un jardin, qui s'harmonise parfaitement avec ce qui l'entoure.

Des deux côtés de la vaste et belle salle à manger, supportée par des colonnes et communiquant avec les Bains-Neufs par des galeries fermées, s'élèvent deux hôtels spacieux, le pavillon du sud et le pavillon du nord. Ils contiennent 130 chambres; la plupart sont gaies, mais il y en a peu dont la vue soit dégagée et étendue parce-que le lieu où est situé l'hòtel est bas et entouré d'arbres. Un assez grand nombre sont pourvue de poêles.

De vastes galeries s'etendent sous la grande salle à manger et offrent un promenoir abrité pendant le mauvais temps ou les fortes chaleurs; la salle d'attente, le bureau de poste et de renseignements, des pièces contenant des jeux et des billards, et un cabinet de lecture en garnissent les côtés. Dans ce dernier on trouve les journaux suisses et étrangers. Quant aux ouvrages de littérature on peut journellement se les procurer chez le libraire Christen à Aarau, à un prix d'abonnement modéré.

En 1840 les propriétaires firent construire la maison de conversation, dont le rez-de-chaussée contient deux salles de restauration, deux autres, l'une pour la table des enfants, l'autre pour la table de la seconde classe, et le bureau de la direction. En 1872 cette maison fut confondue avec le pavillon de l'est qui donne sur le chemin de fer. Tous les trois étages ont de très bonnes chambres, bien meublées et la vue agréable, même étendue.

Derrière les Bains-Neufs il y a un petit établissement de bains d'eau douce et d'eau salée, plus loin encore l'usine et la grande buanderie de la maison.

Des routes bien entretenues partent de Schinznach, dans toutes les directions, et en sillonnent les environs riches en sites intéressants; de riants jardins et des promenades forment l'entourage des bains.

Des forêts de sapins et de hêtres sont là, tout près; sous la voûte verte et aromatique serpentent de nombreux sentiers où, à l'abri d'un soleil brûlant, hors de la bruyante agitation de la foule, on jouit avec délices du calme et de la fraîcheur vivifiante de l'ombre.

A côté des ressources prodiguées en ces lieux par la nature, il faut ajouter celles qui offrent la grande affluence de baigneurs venus de toutes les parties de l'Europe. Schinznach ne formant qu'un seul établissement, où chacun s'assied à la même table, on trouve facilement l'occasion de faire des connaissances et de goûter plus qu'ailleurs les agréments de la vie sociale.

Avant midi on ne se voit guère, si ce n'est de grand matin, à la fontaine d'eau minérale. Tout le monde est occupé; on prend les eaux ou les bains ou les inhalations, on se recouche; on déjeûne; on à sa correspondance à soigner, sa toilette à faire etc. A une heure, la table est servie; celle de Schinznach est généralement réputée pour l'une des meilleurs. Le dîner dure une heure à peu près, heure rapide, toujours animée par une conversation vive et piquante.

Est-on convenu de faire une course pendant l'après-midi, le dîner achevé, des groupes se forment dans la cour; ici, une cavalcade se prépare; là, des calèches sont avancées; ailleurs on va à pied ou on monte à âne. Où va-t-on? Les uns se rendent dans quelque petite ville du voisinage; les autres gravissent quelqu'une de ces nombreuses collines aux admirables points de vue, qui bornent l'horizon; bref, on n'a que l'embarras du choix, et un séjour prolongé à Schinznach suffirait à peine pour épuiser la série des excursions intéressantes dont il est le centre.

De petites excursions à faire sont:

HABSBOURG (à 1 demi-lieue; château; vue).

WILDEGG (à 1 lieue; château; vue; fabrique de paille).

WILDENSTEIN (à 1 lieue; château).

CASTELEN (à 1 lieue; château; établissement pour des enfants abandonnés).

BROUNEGG (à 1 lieue; château; vue).

BROUGG (à 1 lieue; petite ville; tour romaine).

VIER LINDEN (aux quatre tilleuls; à $1\frac{1}{2}$ lieue; vue magnifique).

RAIN (à une lieue et demie; église; vue sur le confluent des trois fleuves: de l'Aar, de la Reuss et de la Limmat).

KŒNIGSFELDEN (à 1 lieue; vieux monastère; vitraux; nouvelle maison d'aliénés),

LENZBOURG (à 2 lieues; château avec une belle vue; maison pénitentiaire; bloc erratique).

GYSLIFLUH (à 2 lieues; pointe de montagne avec une vaste vue; on n'y grimpe qu'à pied.)

BRESTENBERG (3 lieues et demie; établissement hydrothérapeutique sur le lac de Hallwyl; beau site).

Les bains de Schinznach sont situés près d'une voie ferrée (nord-est suisse); une station et un bureau de télégraphe se trouvent dans son voisinage immédiat, circonstance qui a été très favorable à la fréquentation de ces bains. Non seulement on y arrive de loin avec la plus grande commodité, mais on a encore la facilité de faire, en partant de Schinznach, des excursions agréables vers des points plus éloignés, surtout de la Suisse intérieure. Nous en citerons quelques-uns des plus intéressants:

ZURICH (ville et lac).

AARAU (chef-lieu du canton; coutellerie).

BADEN (bains).

SCHAFFHOUSE (pour voir la chûte du Rhin on descend à
  lá station „Dachsen“).

LUCERNE (Righi; lac des quatres cantons).

BALE.

BERNE (ville fédérale).

RAGATZ (les bains de Pfeffers).

COIRE (Via mala).

GLARIS (bourg industriel dans une vallée des Alpes).

LE RIGHI (montagne célèbre par sa vue.)

LE ST. GOTTHARD (principal passage conduisant en Italie;
  grand tunnel).

WALDSHUT (site pittoresque sur le Rhin).

Quant aux besoins religieux, les catholiques peuvent
entendre, depuis quelques années, la messe dans la maison même; pour les protestants il n'y a la possibilité
d'assister, dans l'établissement même, au culte que quand
un ministre se trouve parmi les baigneurs. Depuis quelques années il s'est formé une société qui remédiera à
cet inconvénient par la construction d'une chapelle dès
qu'elle aura ramassé assez de fonds.

Les bains s'ouvrent ordinairement au mois de mai;
aux mois de juin, juillet, août ils sont le plus fréquentés
et se ferment vers la fin du mois de septembre. Toutes
les nations de l'Europe y sont représentées. Les Suisses
n'y sont plus en majorité, comme jadis; la plupart des
baigneurs sont des Français, puis des Allemands, des Ita-
liens et des Anglais.

---

3. L'hôpital de Schinznach.

L'intérêt croissant que les hôtes des bains de Schinznach et le gouvernement du canton d'Argovie ont accordé
depuis plusieurs années à l'hôpital des bains, me justifiera

si je lui consacre ici quelques pages. Comme la commission qui surveille et dirige l'hôpital, a publié en 1878 un rapport historique qu'elle offre à tous ceux qui s'intéressent de cet établissement charitable, nous nous bornerons ici à en communiquer l'organisation et les conditions d'entrée.

Ce fut en 1787 que „par ordre du gouvernement" on bâtit la maison qui sert d'hôpital à présent et qui porte encore le nom de „maison Bernoise". Pour la bâtisse de cette maison, le gouvernement de Berne accorda au possesseur d'alors, Antoine Renner, une certaine somme à condition qu'il s'obligerait à bâtir la maison d'après le plan et sous la direction de l'intendant de Kœnigsfelden, qu'il l'entretiendrait en bon état pour le soin des pauvres, qu'il se chargerait de la meubler convenablement, qu'il y logerait par an 64 personnes et leur fournirait les bains nécessaires.*)

Dequis 1773 la direction de l'hôpital de „l'Ile„ à Berne avait envoyé chaque été un grand nombre de malades, souffrant d'affections scrofuleuses et de maladies des os, à Schinznach. Pour diriger la cure de ces malades et pour les soigner dans des cas de maladies accidentelles la direction avait chargé un médecin du voisinage déjà cette année-là comme elle faisait depuis lors.**)

Lorsqu'en 1803 l'Argovie se sépara de Berne, pour former un canton indépendant, il arrivait aussi des malades du canton d'Argovie, des autres cantons, des Allemands, des Français etc. tous avec le désir d'avoir part aux privilèges de l'établissement.

Aussi le gouvernement du canton d'Argovie a chargé ensuite, d'abord un médecin, plus tard deux, du traitement des malades de cette dernière catégorie. Ils al-

---

*) Livres de bâtisses et de réparations, I. f. 189, du 4 juin 1784.
**) Lettre de la direction du 7 avril 1813.

ternent chaque année pour le traitement des hommes et des femmes. Il y a de plus une diaconesse, un garde-malades et une servante spécialement affectés à cette partie du service.

Les pauvres y sont bien soignés à tous égards; ils sont placés sous la protection d'une commission spéciale, nommée par le gouvernement, chargée de procurer des chambres aux malades, de veiller au maintien de l'ordre, de faire observer les mesures de police et d'administrer les fonds dont la maison des pauvres est dotée.

Depuis des années l'idée de procurer aux baigneurs pauvres un logement mieux aëré, plus spacieux, était discutée; enfin elle fut embrassée par plusieurs Suisses généreux, parmi lesquels Mr. le Prof. Ernest Naville et Mr. Gustave Moynier de Genève, tous les deux membres de la Société suisse d'utilité publique, étaient les plus actifs. Dans ce but, ils organisèrent des collectes, d'accord avec les médecins de l'hôpital des baigneurs pauvres, ils se mirent en relation avec les propriétaires des bains d'un côté, de l'autre avec le gouvernement cantonal, et ils réussirent enfin à faire décider la reconstruction de la „maison bernoise", et l'érection d'un nouveau bâtiment.

En 1871 on commença par la réparation et la reconstruction de l'ancien „batiment du moulin". On établit au rez-de-chaussée une salle à manger spacieuse, une petite cuisine, et trois grandes chambres de malades. Au premier on établit 12 chambres à 1 lit, plus une chambre pour les séances de la Commission, et une autre pour le médecin et sa pharmacie. En tout on pouvait donc y placer 22 lits. Quant aux chambres du premier, le contrat stipula, que les propriétaires des bains en temps de fréquence extraordinaire auraient le droit de disposer de ces localités pour y loger des hôtes, en tant que cela se pourrait sans porter préjudice aux baigneurs pauvres.

En automne 1872 ce fut le tour de la reconstruction de la „maison bernoise". Les chambres du rez-de-chaussée restèrent telles qu'elles étaient, seulement vers le sud on eut à pratiquer des fenêtres. Celles du premier furent rehaussées et eurent également des fenêtres donnant au midi. De plus on ajouta un deuxième étage et un galetas fort spacieux. Pour conserver à ce bâtiment son caractère de „maison bernoise", on ajouta une cage d'escalier avec des galeries de bois et de briques qui donne un aspect gracieux à l'ensemble. Cette maison contient au rez-de-chaussée: 2 chambres à 3, 2 à 4 lits, 1 à 1 lit; le premier contient 3 chambres à 2, 1 à 4, 1 à 2 grands lits et 4 lits d'enfants; le deuxième contient 3 chambres à 2 et 2 à 4 lits: en tout 15 chambres avec 45 lits, de sorte que l'établissement tout entier peut disposer de 34 chambres à loger et de 67 lits. En été 1873 la reconstruction était achevée; elle fut visitée et collaudée par les autorités.

L'ameublement, conformément au but, fut simple, mais entièrement neuf: des lits de fer avec des matelas à ressorts et de crin de cheval.

Depuis que nous avons bâti les nouveaux édifices à logement, le vieux bâtiment des bains des pauvres à demi délabré contraste avec eux d'une manière très-frappante. Une nouvelle bâtisse a donc été projetée de la part du gouvernement et de la société d'actions „les bains de Schinznach". Les négociations sont en train, et il est temps en effet, que bientôt encore un reste du moyen-âge disparaisse avec les sombres cavités remplies de vapeur des bains des pauvres à Schinznach.

Les recettes dont nous disposons, se composent des intérêts dés legs qui depuis 1785 ont été destinés par les bienfaiteurs „au soulagement du sort des malades pauvres", des contributions de l'Etat et des collectes faites tous les dimanches par les hôtes aisés.

Les capitaux du fonds des pauvres montaient à la fin 1877 à frs. 30,898.

Les noms des donateurs sont inscrits dans un livre particulier sous le contrôle du gouvernement du canton; de plus ils sont gravés sur une pierre monumentale exposée dans la cour de l'établissement des bains.

Nous recevons toujours dans notre établissement des personnes qui, payant elles-mêmes, ne demandent aucun secours et se félicitent de pouvoir jouir, à conditions égales, du bienfait des bains, des soins et du traitement médical. En faisant cela nous nous laissions guider par la pensée que les bienfaiteurs qui ont fait les premières collectes pour les baigneurs pauvres et qui en font encore, avaient moins en vue de soutenir les communes que les particuliers auxquels il serait difficile ou tout à fait impossible de supporter les frais de la cure.

„Si le service d'un hôpital, dit Sonderegger, est bien organisé, si l'asile de malades constitue un secours amical et une véritable école élémentaire de la charité et de soins cliniques, cet asile ne manquera jamais tout à fait de patients qui payent eux-mêmes, qui se trouvent dans l'aisance; ceux-là donneront le meilleur témoignage tout à fait volontaire, ils soutiennent le ton de l'établissement à la hauteur convenable et l'empêchent de tomber au niveau douteux d'une maison de pauvres. C'est la tâche de notre époque, d'ôter au secours des malades, aussi en temps de paix, le stigmate, qui s'y attache encore trop souvent, d'un secours accordé à la pauvreté."

Pour montrer en passant, que de bien on peut faire avec des moyens comparativement fort modiques, nous constatons dans l'extrait de nos rapports officiels, que pendant les derniers 16 ans plus de 3500 malades pauvres du canton d'Argovie, des autres cantons et des états limitrophes de la Suisse ont été reçus dans notre établissement. La grande majorité reste 4 semaines; la journée, tout compris, coute frs. 2. 50; outre cela les plus nécessiteux profitent encore d'autres secours.

Pour les personnes, médecins, ecclésiastiques ou autres, qui sont souvent dans le cas d'envoyer des malades à Schinznach, nous ajouterons le règlement de la maison et les conditions d'entrée.

RÈGLEMENT DE LA MAISON.

§ 1.

Les baigneurs pauvres, en entrant dans l'établissement, doivent déposer leur lettre de réception, pour se faire indiquer les chambres, les lits, et les localités pour les bagages et vêtements.

§ 2.

Les malades doivent observer exactement le règlement de la maison et les prescriptions du médecin; ils doivent tenir une conduite convenable envers leurs supérieurs et en général envers tout le monde. Toute infraction du règlement sera punie de privation du vin, de retenue à la maison ou au lit, et, suivant les circonstances, du renvoi de la maison.

§ 3.

Dans les bains, dans la maison et en dehors les malades s'astreindront à une propreté rigoureuse.

Sans la permission du médecin il n'est pas permis de fumer dans les chambres.

§ 4.

Chaque malade doit faire son lit lui-même, si du moins il est en état de le faire.

§ 5.

Les malades doivent être convenablement vêtus en allant au bain et en retournant dans leurs chambres. Ils resteront tranquilles pendant qu'ils sont au bain.

§ 6.

Sans la permission du médecin il est interdit de s'absenter de l'établissement ou d'interrompre la cure. Chaque soir à 8 heures les malades se trouveront dans leurs chambres et à 9 heures au plus tard les lumières doivent être éteintes.

Toute absence nocturne, de même que l'ivresse, sera sévèrement punie.

§ 7.

Les malades n'ont rien à payer aux employés de l'établissement.

Des réclamations ou plaintes, s'il y a lieu, doivent se faire auprès du médecin ou de l'inspecteur de l'établissement.

§ 8.

Toute mendicité est sévèrement interdite et peut être punie du renvoi immédiat.

§ 9.

Quiconque se rend coupable de détournements, est renvoyé, dénoncé aux autorités de son pays, et, suivant la nature du délit, traduit en justice.

§ 10.

Les malades devront prendre soin de ménager les meubles de l'établissement : chaises, tabourets, vaisselle, livres etc., et de ne pas les égarer; en cas de contravention ils en seraient responsables.

§ 11.

Les malades, si leur état le permet, sont invités à assister aux lectures qui leur seront faites tous les soirs par la diaconesse, de même qu'au conférences réligieuses des écclésiastiques appelés à cet effet par la commission.

§ 12.

La nourriture comprend

a. le déjeuner. Il a lieu à 6 $^1/_2$ heures et se compose d'un café au lait avec du pain ou seulement de lait et de pain, suivant la préscription du médecin.

b. le dîner, à 11 heures. Il se compose de soupe, de viande et de légumes, de 1 $^7/_8$ décilitres de vin et de pain.

c. le goûter, à 3 heures, semblable au déjeuner.

d. le souper, à 6 heures. Il se compose d'une bonne soupe, de 1 $^7/_8$ décilitres de vin et de pain.

Suivant les indications du médecin on servira à certains malades à la place de 3 $^3/_4$ décilitres de vin seulement la moitié d'une qualité supérieure ou 1 $^7/_8$ décilitres de lait.

§ 13.

Les malades prennent leurs bains le matin de 5 à 7 heures, et l'après-midi de 1 à 3 heures.

CONDITIONS D'ENTRÉE.

Tout malade pauvre, pour qui la cure à Schinznach est indiquée, peut être reçu dans l'établissement des baigneurs pauvres.

Pour pouvoir y entrer il devra:

1. présenter un certificat de pauvreté délivré soit par l'ecclésiastique desservant sa paroisse, soit par le conseil municipal.
2. un certificat du médecin.
3. déposer comptant les frais de la cure ou une lettre de caution dûment légalisée.

Avant de se présenter il faut demander d'avance une place à la direction et attendre sa réponse.

Le baigneur pauvre doit être vêtu convenablement, et apporter au moins deux chemises, une serviette et un peigne.

Arrivé à Schinznach il doit se présenter immédiatement auprès de la direction qui lui donnera les renseignements nécessaires.

Le malade qui est reçu doit se soumettre sans condition au règlement de la maison.

Chaque malade pauvre paye pour le jour qu'il passe à l'hôpital (logement, nourriture, bains, service y compris) frs. 2. 50.

Les directions du chemins de fer Nord-est et du Central-suisse accordent une taxe fortement modérée aux baigneurs pauvres qui peuvent se justifier de cette qualité et qui doivent profiter de ces chemins de fer. Les formulaires de justification se délivrent aux directions de ces chemins de fer sur la demande des autorités chargées du soin des pauvres.

Le gouverneur a nommé une commission des baigneurs pauvres, chargée de diriger les affaires des baigneurs pauvres et de surveiller l'établissement.

Elle assiste encore les malades en payant pour eux médecins, diaconesse, gardes, médecines et frais extraordinaires, et en accordant, suivant l'indigence et la bonne conduite de chacun en particulier, encore d'autres secours extraordinaires.

En cela elle distingue deux classes:

1. les pauvres entretenus aux frais d'une corporation quelconque.
2. ceux qui cherchent à couvrir les frais d'unecure soit par leurs propres moyens soit à l'aide de l'assistance privée.

Les premiers reçoivent par semaine 70 centimes comptant, tandis qu'on accorde aux autres par semaine une subvention de 1 à 4 frs., mais qui sont remis au maître d'hôtel et déduits du compte final du malade.

---

4. Environs.

La vue que l'on a des maisons d'habitation n'est pas étendue, parce qu'elles sont situées sur un terrain bas; toutefois, celle du plus grand nombre des chambres, quoique circonscrite, est d'une beauté attrayante.

On ne se lasse jamais de contempler le cours de l'Aar aux îles couvertes de bosquets; la situation pittoresque des villages de Schinznach, de Veltheim et d'Oberflachs; les châteaux éloignés de Castelen et de Wildenstein; la ceinture ondoyante et bleuâtre des monts du Jura qui embrasse la vallée et borne l'horizon.

Il y a, en Suisse, peu de sites qui offrent autant d'attraits et moins de fatigues que les hauteurs environnantes. Là se déroulent aux yeux les vues les plus étendues, les plus variées, les plus gracieuses.

Si, par les beautés naturelles, cette contrée répond pleinement au but et aux voeux de ceux, qui viennent y chercher la santé et d'agréables distractions, les grands évènements historiques dont cette partie de l'Argovie à été le théâtre, la rendent également digne de l'attention de quiconque aime à interroger les vestiges des temps passés. On est là sur une terre classique, entouré des nombreux monuments d'une époque agitée et fertile en évènements, dont l'influence sur la nation suisse a persisté jusqu'à nos jours.

Habsbourg.

L'une des plus agréables excursions que l'on puisse faire est celle qui aboutit aux ruines du gothique manoir de Habsbourg.

Voici la description que Monsieur le conseiller de médecine Harless fait du point de vue de cette hauteur:

„D'ici la vue est vraiment d'une étendue et d'une magnificence saisissantes; on en trouve peu de pareilles en Suisse dans les régions jurassiennes, et aucune de celles qu'on admire dans les montagnes des bains d'Allemagne ou de la Bohème ne la surpassent, pas même la vue du Schlossberg près de Toeplitz, ou celle du Plateau (*Platte*, maison de chasse) près de Wiesbaden. Du haut des créneaux de Habsbourg, on découvre à ses pieds les fertiles campagnes dans la vallée de l'Aar, Brougg, Windisch; au nord s'étendent les montagnes du Frickthal, la lisière bleuâtre des monts de la Forêt-Noire et, dans la plaine qui les sépare, les longs replis du Rhin; l'oeil plane sur les brillants sillons de la Reuss, au sud, de la fougueuse Limmat, à l'ouest, et de l'Aar, dont les rives exposées au levant sont tapissées de vignes; ces trois rivières vont se rapprochant toujours davantage, jusqu'à ce qu'enfin, réunies en un seul lit, à une lieue et demie de Habsbourg, elles aillent, sous le nom d'Aar, déboucher dans le Rhin.

„De toutes parts, sur les croupes boisées des montagnes, on voit surgir d'imposantes ruines des châteaux de la féodalité, et des châteaux modernes; de toutes parts, les clochers et les toits des villages et des hameaux innombrables, disséminés dans la plaine, s'élèvent du milieu des prairies, des massifs d'arbres, des bouquets de bois, à travers lesquels la Reuss écumante, au sud, l'Aar aux teintes plombées, à l'ouest, promènent leurs nombreuses sinuosités.

„Mais ce qui surpasse tout ce qu'il est possible d'imaginer, ce qui est d'une magnificence et d'une majesté infinie, c'est lorsque, par un ciel sans nuages, aux rayons de feu d'un beau soleil du soir, se déploie au loin la gigantesque guirlande des Hautes-Alpes; elle s'étend depuis le pays de Glaris et des Grisons jusqu'aux confins du Dauphiné, embrassant dans ses contours les cantons primitifs, l'Oberland bernois, le Valais et la région méridionale du Léman; ses cimes couvertes de neiges éternelles, ses glaciers nuancés des plus vives couleurs, et leurs sombres anfractuosités, apparaissent à l'oeil, dans tous leurs détails, avec autant de netteté que si l'on était sur les points les plus élevés du Weissenstein. Ce site admirable est certes un des plus précieux agréments de Schinznach; on y découvre tous les jours de nouveaux charmes; les hôtes des bains, au reste, ne sont pas les seuls à en éprouver la puissante influence et l'attraction irrésistible; les voyageurs qui passent à Schinznach échappent rarement à sa séduction, et s'arrêtent volontiers quelques jours à cette fontaine de Blanduse, pour y savourer les délices de la ravissante nature qui l'entoure." *

Le Habsberg formant un massif isolé, qui domine les régions du nord et du nord-est, les Romains y avaient construit une tour d'observation pour la sécurité de Vindonissa; des restes de murs antiques et des monnaies romaines trouvées sur cette hauteur et dans ses environs, ne laissent aucun doute sur l'existence d'un poste militaire fortifié dans cet endroit. La destruction de Vindonissa aura sans doute aussi amené celle de ce fort.**

---

* Harless à l'endroit déjà cité page 86.
** de Haller, l'Hélvétie sous les Romains, 2 v. page 418.

Plus tard, tout le Wulpelsberg et plusieurs autres terres seigneuriales de l'Argovie, passèrent sous la domination de la maison d'Altenbourg d'Alsace; elle possédait en outre plusieurs fiefs impériaux, qu'Othon en 960 retira à Gontran d'Altenbourg; celui-ci s'établit alors dans son domaine d'Eigen près de Windisch.

Dans le partage que ses quatre fils firent entre eux de leur patrimoine, le Wulpelsberg échut à l'évêque de Bâle, Werner, célèbre comme fondateur de la cathédrale de Strasbourg et du couvent de Muri en Argovie.

Pour défendre et protéger ses possessions en Argovie, Werner fit, en 1020, construire le château fort de Habsbourg; il confia d'abord la direction de ces travaux à son frère, et plus tard il lui donna le gouvernement de ses domaines. Lorsque l'évêque visita pour la première fois son nouveau château, dit l'histoire, il en admira les tours et les murailles, mais il se montra fort mécontent de la mesquinerie des ornements; il demanda compte de l'emploi de son argent, et son frère Radbot lui promit de le satisfaire le lendemain. Aux premiers rayons du jours, Radbot conduisit l'évêque sur les créneaux des tours et, lui montrant le château entouré d'hommes armés: „Voilà," lui dit-il, „le vrai et solide ornement auquel j'ai consacré votre argent."

Radbot, enrichi par l'héritage de ses trois frères et par son mariage avec Ida de Lorraine, prit le titre de comte de Habsbourg. Par des alliances avantageuses et des héritages, les comtes de Habsbourg, obscurs dans l'origine, étendirent peu à peu leurs domaines, surent faire valoir leurs avantages personnels et parvinrent à un assez haut degré de puissance. Rodolphe, le plus célèbre de sa race, naquit en 1218 dans le château de ses ancêtres, où s'écoulèrent sans doute les années de son enfance; il fit une campagne en Italie et se mit à la solde des villes de Strasbourg, Zurich et des trois Waldstættes, qu'il protégea contre les usurpations des seigneurs; dans ses rares moments de repos, Brougg était, selon toute apparence, son séjour favori. Rodolphe épousa la comtesse de Frohbourg qui lui apporta en dot des seigneuries et des richesses. Sa valeur et sa loyauté l'élevèrent sur le trône de l'empire germanique; on comptait d'ailleurs sur son énergie pour faire cesser les désordres découlant du droit du plus fort: cet espoir ne fut pas déçu.

A partir de cette époque le château de Habsbourg s'éclipsa peu à peu, et tomba en 1415 au pouvoir des Bernois. Mais ce berceau d'une famille qui, pendant 300 ans, a donné des empereurs à l'Allemagne, des rois à la Bohème, à la Hongrie, à l'Espagne, à la Sicile, à toute l'Europe un nombre incroyable de reines, de princesses, d'abbesses, restera toujours l'objet du respect et de la vénération de la nation allemande.

Cette race illustre s'éteignit avec Marie-Thérèse. Il est peu de familles princières en Europe, qui ne fassent remonter leur origine à un petit-fils ou à une petite-fille de Rodolphe I.

Trois bâtiments, attenant les uns aux autres, et deux tours, voilà tout ce qui reste du vieux château fort; mais les débris de ses épaisses murailles, les fossés qui subsistent encore, attestent que son étendue était bien plus grande autrefois. Les murs sont en pierres non taillées et ont huit pieds d'épaisseur. A soixante et dix pieds de hauteur sont les embrasures des fenêtres, ainsi que la base d'une guérite ou tourelle d'observation. Le milieu du bâtiment, qui communique avec la tour est couvert d'un toit et renferme quelques chambres; on montre la chambre de Rodolphe à côté du vestibule.

Aujourd'hui ce château n'est habité que par un garde

chargé de veiller au feu; il annonce les incendies qui viennent à éclater dans les environs, en tirant avec deux mortiers placés dans la vieille salle des chevaliers.

Le versant méridional du Habsberg porte le nom de Wulpelsberg; il est probable que ce nom lui vient des loups qui l'habitaient, lorsqu'une épaisse forêt, se prolongeant jusqu'aux plaines de Birr, couvrait encore ses flancs. La plaine de Birr est à l'est de la montagne; c'est l'une des plus étendues de l'Argovie. Sous la domination romaine, elle était traversée par une voie qui, partant de Vindonissa, longeait la montagne de Brounegg, coupait la forêt de Rohr, passait à Aarau, Soleure (Solodurum), Avenches (Aventicum), et reliait ainsi Vindonissa à la Gaule et à l'Italie.

Le Boetzberg.

Vers le couchant, le Boetzberg (mons Vocetius) déploie en forme de croissant, autour de la vallée, son chaînon que termine, vis-à-vis du Habsberg, la haute colline des Quatre Tilleuls. Des forêts en couvrent les sommités, et sur ses flancs exposés au soleil levant s'étendent de beaux vignobles. La colline des Quatre Tilleuls, au pied de laquelle la belle et gracieuse vallée de Schinznach étale ses richesses naturelles, ses champs, ses prairies, ses vergers, ses villages, et d'où les regards embrassent le cours majestueux de l'Aar, offre un point de vue que bien des personnes mettent au-dessus de celui de Habsbourg.

La grande route de Zurich à Bâle, qui passe par Brougg, est très fréquentée. A quelque distance de cette route, sur une éminence, on retrouve les vestiges d'une voie militaire des Romains. Partant de Basel-Augst (Augusta-Rauracorum), elle franchissait d'abord le Boetzberg, passait à Baden (Castellum thermarum), remontait le

Wehnthal, arrivait à Winterthour (Vintodurum), et au fort de Pfyn (ad fines), sur la Thour, terme d'une irruption des Rhétiens, puis se dirigeant par Arbon (Arbor felix) sur Augsbourg (Augusta Vindelicorum), faisait communiquer le nord des Gaules avec les provinces orientales de la Rhétie et de la Norique.

La Gyslifluh.

C'est un piton du Jura, assez raide, haut de trois mille pieds, lequel se dresse à une lieue au sud de la vallée. Depuis que la Société patriotique d'encouragement pour la culture en a fait aplanir la cime, et rendu l'accès facile, il est très-fréquenté; la vue qu'il présente sur la Forêt-Noire, la Souabe, les Alpes et sept lacs, y attire beaucoup d'étrangers et de gens du pays; ces derniers s'y portent en foule le jour de l'Ascension, pour y attendre le lever du soleil qui, ce jour-là, dit-on, s'élance en trois bonds au-dessus de l'horizon.

Par un ciel pur, aux rayons du soleil couchant, ce point de vue est de toute beauté.

Windisch.

Un peu avant de confondre leurs eaux, l'Aar et la Reuss forment un espace angulaire, qui renferme Windisch, Brougg, Lindhof, Hausen et Altenbourg; dans cet espace, du point de jonction des deux rivières, en remontant leurs bords jusqu'à l'entrée de la vallée de Schinznach, on foule les débris de l'antique Vindonissa, jadis fameuse, tant par sa grandeur que par sa beauté et son importance. Drusus, Germanicus et Tibère en avaient fait le centre du système de fortifications opposées aux Germains et aux Allemans; la principale place de guerre sur la ligne du Rhin supérieur, où venaient rapidement se concentrer les légions romaines, par les voies militaires qui reliaient les Gaules et l'Italie aux camps ou places fortifiées des provinces du nord et de l'est.

De fortes et épaisses murailles, flanquées de tours, protégeaient Vindonissa contre les attaques des Germains ; elle était très peuplée, et pouvait recevoir en cantonnement une légion de six à dix mille hommes avec ses équipages.

Les tours d'observation élevées par les Romains sur presque toutes les hauteurs des environs, sur le Habsberg, la Brounegg, le Boetzberg, ont laissé partout des débris, dont chaque jour enlève quelques parcelles. Les vieux murs de Goettishausen, près des bains, paraissent bien moins être les restes d'un temple païen, que ceux d'un édifice d'architecture militaire.

Vindonissa avait ordinairement la 21ᵉ légion en cantonnement ; elle fut une fois remplacée par la 11ᵉ, surnommée l'impétueuse, noyau des armées romaines au Rhin supérieur. Vespasien voulant rendre le séjour de l'âpre Helvétie agréable aux Romains, fit des embellissements considérables à Vindonissa. On voit encore un aqueduc en pierre, construit de son temps. Il commence dans la plaine de Birr, traverse Windisch et fournit abondamment d'eau le monastère de Kœnigsfelden. Entre Brougg et Kœnigsfelden, sur la route d'Oberbourg, s'élevait l'amphithéâtre où venaient se divertir les légionnaires ; l'emplacement en est facile à reconnaître ; on y remarque un espace enfoncé, de forme ovale, qui doit avoir été l'arène où les gladiateurs combattaient contre des animaux féroces. Ce lieu porte aujourd'hui le nom de Bœrlisgrube.

On a souvent découvert dans cette contrée des murs de prisons et de maisons portant la trace des flammes. La tour noire de Brougg est aussi de construction ro-

maine. Ses énormes pierres de taille semblent provenir
d'édifices plus anciens; elles sont entassées sans égard
aux lettres et aux figures qui s'y trouvent gravées.

L'ouvrage des Romains le plus important, celui dont l'utilité a passé jusqu'à nous, est sans contredit l'élargissement
du lit de l'Aar près de Brougg, où son cours, resserré à travers l'étroit passage laissé par deux bancs de rochers, devait
former un contre-courant fort dangereux pour les embarca-
tions, sinon rendre la navigation impossible.

Les citoyens de Vindonissa vivaient sous l'autorité de
magistrats élus par eux; leur principale ressource était
le commerce, rendu actif par la présence des légions, la
situation favorable de leur ville au confluent de trois rivières, et la jonction des voies militaires de l'est, du sud
et de l'ouest.

L'église de Windisch possède un témoignage intéres-
sant de la double importance de Vindonissa, comme place
forte et ville commerciale. C'est un bas-relief, représentant le dieu du commerce et des grands chemins; à ses
pieds est une tête de bélier, attribut du protecteur des
forteresses et des défilés.

Des coupes, des patères, des instruments de chirurgie,
des vases de terre et quantité d'autres ustensiles, trouvés
dans ces lieux et portant le nom de Vindonissa, attestent
que les arts et l'industrie y étaient parvenus à un degré
de développement remarquable.

Une partie des monuments de cette cité, ceux qui auraient pu jeter du jour sur son histoire, ont été détruits
par l'ignorance ; d'autres sont, peut-être, enfouis sous le
sol qui s'est élevé sur ses ruines; cette supposition est
d'autant plus plausible, que, jusqu'à présent, il n'a point
été fait de fouilles sérieuses.

Ces précieux objets d'antiquité ne se trouvent pas

seulement sur l'emplacement de Vindonisa; autour des villages voisins, dans les champs où furent, sans doute, établis les campements d'été des Romains, la charrue arrache de la terre des fragments d'un mortier indestructible, des briques plates et creuses, ainsi que des pierres tumulaires portant des inscriptions. Un grand nombre de ces dernières ont été employées à la construction de bâtiments modernes, et sont ainsi perdues pour la science.

On a encore exhumé des urnes funéraires, des tuyaux d'acqueducs, des lampes d'argile, rarement des lampes de métal, de l'ivoire, des tronçons d'armes, des agrafes, des pierres précieuses (camées), une quantité infinie de monnaies romaines à l'éffigie d'Auguste, de Néron, de Vespasien surtout, et enfin des statuettes, en or et en argent, d'Apollon, de Mars, de Mercure, de Minerve, de Cérès, de Vénus et d'Isis.

D'un autre côté, on n'a jusqu'ici découvert aucun fragment de l'art architectonique: point de statues, point de colonnes. En creusant les fondements du monastère de Kœnigsfelden, on rencontra, dit-on, des pavés en mosaïque.

Il est à regretter qu'on n'ait pas formé une collection des objets antiques, recueillis en si grand nombre, à différentes époques, aux environs de Vindonissa; ils sont maintenant épars dans toutes les contrées de l'Europe.

Après avoir résisté à bien des irruptions dévastatrices, après avoir soutenu bien des guerres contre les Huns et les Allemans, Vindonissa fut prise et rasée, en 594, par le roi franc Childebert, dans la guerre des Francs contre les Varnes de l'Aar. Son évêque se réfugia à Constance. Rien ne rappelle aujourd'hui le souvenir de l'antique cité que le nom obscur du village de Windisch, situé sur un côteau baigné par la Reuss. De ce village, près de la cure surtout, on a une vue ravissante.

Kœnigsfelden.

Le roi Albert, fils et successeur de Rodolphe de Habsburg, régnait pendant dix ans, avec autant de sagesse que de fermeté; mais des actes d'autorité inconsidérés, un népotisme sans frein, lui attirèrent la haine des grands vassaux et préparèrent sa ruine. Joignant la dérision à l'injustice, il refusait obstinément à son neveu et pupille, le duc Jean de Souabe, en âge de majorité, l'investiture de ses terres patrimoniales, tandis qu'à d'autres seigneurs du même âge, à ses propres fils, il accordait celle des fiefs les plus beaux et les plus riches. Profondément blessé dans son amour propre, Jean brûle de se venger; il intéresse à sa cause quelques nobles d'Argovie mécontents, et forme avec eux un complot que le défaut de plan joint à l'impéritie des conjurés devait nécessairement faire échouer.

Albert, accompagné de sa suite, se rendit le 1ᵉʳ mai 1308 de Baden à Rheinfelden, auprès de la reine; arrivé au bac de Windisch, à l'endroit où un pont réunit aujourd'hui les deux rives, il entre sans défiance dans la barque, suivi de Jean, de plusieurs conjurés avec leurs écuyers, et traverse la rivière; le reste du cortège d'Albert attendait sur le rivage le retour de la barque. Le roi, continuant son chemin, venait d'entrer dans un petit bois qui occupait le lieu même où s'élève le cloître de Kœnigsfelden, lorsque tout-à-coup les conjurés l'entourent, lui adressent encore de courtes réclamations, et le font tomber sous leurs coups.

La nouvelle de ce meurtre se répandit rapidement, et jeta la consternation dans tout le pays. On se demandait avec inquiétude quels pouvaient être les desseins des régicides. Mais ceux-ci, irrésolus et effrayés de leur attentat, ne tardèrent pas à se disperser. Des traditions douteuses, des aveux faits au tribunal de la confession, nous les montrent errant par le monde, mourant inconnus dans la misère, ou, cachés dans des cloîtres, expiant leur crime dans les rigueurs de la pénitence.

Agnès et Elisabeth fondèrent en 1310 un monument expiatoire. Pour obtenir le salut éternel de son pére assassiné, Agnès remplaça la petite chapelle, situé sur le champ du meurtre, par une vaste église et un double cloître, destiné à quarante religieuses de l'ordre de Ste. Claire, et à un nombre moindre de Carmes déchaussés. Ce fut sur les ruines d'un palais de l'ancienne ville de Vindonissa, que la reine posa la première pierre du monastère; le maître-autel occupait la place, où était mort le roi Albert.

Le monastère jouissait d'une exemption complète d'impôts et il était en possession de la justice territoriale. Cette pieuse fondation, à laquelle la reine Agnès avait consacré 3000 marcs d'argent, ne tarda pas à devenir immensément riche, par les précieux ornements, les reliques saintes et les dotations de toutes sortes qui lui furent prodiguées; les cloîtres, l'église surtout, resplendissaient de toute la magnificence liturgique du moyen-âge.

La reine Agnès, veuve du roi Andrée de Hongrie, vécut désormais à l'intérieur de ces murs, mais elle ne se fit pas nonne. Elle avait une résidence particulière, petite maisonnette qui séparait les demeures des frères et des soeurs. De là elle surveillait la discipline des deux cloîtres et continua même jusqu'à sa mort, en véritable princesse, à prendre une part active aux affaires d'état. Elle atteignit l'âge de quatre-vingts ans. Le peuple la révérait comme une sainte, les états confédérés comme un juge incorruptible, qu'ils invoquèrent quelquefois; aussi la voyons-nous figurer dans les annales de l'Helvétie comme arbitre des démêlés des cantons entre eux, ou de ceux des cantons avec les princes leurs voisins.

Des historiens modernes ont entrepris de sauver la mémoire de la reine Agnès et de la disculper des contradictions nombreuses qui y paraissent. Ils attribuent ses actions sanglantes à l'ancienne coutume de la vengeance, reste du paganisme, qui se retrouve encore à l'heure qu'il est, parmi plusieurs peuples, p. e. en Corse. On croyait aussi y découvrir des exagérations dûes aux tendances anti-autrichiennes des chroniqueurs du XVI siècle, époque pendant laquelle se forma parmi le peuple l'histoire légendaire de Guillaume Tell et de l'expulsion des baillis. La critique, à ce qu'il paraît, n'a pas encore dit son dernier mot.

Lorsque Agnès mourut en 1364, on transporta le corps d'Albert à Spire, où Rodolphe son père reposait déjà ; les restes d'Agnès furent déposés dans le caveau de famille de Kœnigsfelden.

Pendant deux siècles, sous la protection successive de l'Autriche et de Berne, Kœnigsfelden fleurit dans une opulence toujours croissante. L'enceinte de ses murs renfermait un bâtiment, habité par de riches laïques des deux sexes, qui payaient la faveur d'y passer leurs jours, en faisant au couvent la donation de leurs biens. Là, ces prébendiers, dégagés des embarras de la vie, attendaient tranquillement la mort, au milieu des jouissances du luxe, de la bonne chère et des plaisirs de la société.

Jusqu'à l'époque de la réformation, de jeunes filles des plus nobles familles de Berne y prirent le voile; mais les nouvelles doctrines religieuses trouvèrent de l'écho dans les cellules de Kœnigsfelden, jusqu'à ce qu'en 1528 le décret du gouvernement bernois proclamait l'adoption du protestantisme dans la république. Alors eut lieu la suppression du couvent; ses vastes domaines, adjugés aux fonds des églises et des pauvres, furent confiés à l'administration d'un intendant nommé par l'état; le couvent fut transformé en un hospice pour les pauvres, et les revenus affectés, tant au traitement des pasteurs de Brougg et des instituteurs de la contrée, qu'au soutien des pauvres des communes, et à celui des pauvres étrangers.

A une époque plus récente, on y établit encore un hospice pour les aliénés, et l'on convertit en greniers, l'église et les parties du cloître restées vacantes.

Sous le gouvernement argovien, Kœnigsfelden est devenu un hôpital cantonal pour les aliénés, les idiots, les incurables et les malades pauvres dont l'état réclame des soins soutenus qu'ils ne trouveraient pas chez eux. L'église et les autres dépendances continuent à servir de magasin ou d'entrepôt.

On montre encore à Kœnigsfelden la cellule de la reine Agnès assez bien conservée; la porte en est en fer, et, dans une niche voûtée, on voit le bahut de chêne qui lui servait à serrer ses vêtements. Le choeur de l'église mérite une attention particulière; son aspect grandiose, ses admirables vitraux des années 1320 à 1358, ses inscriptions, en font un monument gothique des plus intéressants.

Tout près du cloître de Kœnigsfelden, on voit s'élever un magnifique hospice d'aliénés. Il vient d'être bâti d'après les principes les plus approuvés de la science et de l'expérience. Il portera autant de consolations aux familles de ces malheureux qu'il sera à l'honneur du canton qui l'a établi.

Brougg

est une petite ville, propre et animée; elle a vu naître
Zimmermann, dont le nom sera immortel dans les fastes
de la philosophie et de la médecine. Elle occupe la place
de l'un des faubourgs de Vindonissa, dont on retrouve
encore ça et là des vestiges. Son pont de 70 pieds de
long, d'une seule arche, date des temps obscurs de notre
histoire. Trois fois cette ville fut livrée aux flammes: en
1007 par le comte Rodolphe d'Altenbourg; en 1242 par
Godefroi de Habsbourg-Laufenbourg; en 1444 par Thomas
de Falkenstein.

Schinznach.

Ce grand village a donné son nom aux Bains. Son
église renferme le tombeau du général d'Erlach, qui s'est
distingué dans la guerre de Trente ans.

Kastelen

est un beau château, d'où la vue plonge dans la fertile
vallée de Schinznach. Il fut bâti en 1643 par J. Louis
d'Erlach, célèbre général au service de la France et gouverneur de Brisach. Cette famille le posséda jusqu'en 1732,
où elle le vendit au gouvernement de Berne. Depuis cette
époque jusqu'en 1798 il servit de résidence aux baillis
bernois. Aujourd'hui il est la propriété d'un citoyen qui
y a établi un asyle pour l'éducation d'enfants abandonnés.
Le côteau riant, sur lequel le château est situé, produit
un vin recherché.

Schenkenberg.

Quelques ruines marquent seules la place de cet ancien château.

Wildenstein.

Ce château, agréablement situé près de l'Aar, était,
au moyen âge, la propriété des familles de Reinach et de
Mulinen. Il passa ensuite sous la domination de la ville

de Berne, puis sous celle d'Argovie, qui le vendit en 1815 au général Rapp. La famille bernoise d'Effinger en est aujourd'hui propriétaire.

Wildegg.

En face de la Gyslifluh, sur la rive droite de l'Aar, s'élève le château de Wildegg. Il se compose de plusieurs bâtiments considérables qui couronnent la pointe escarpée d'une crête de montagne, d'où l'on promène une vue ravissante sur le fond de la vallée, le cours de l'Aar qui la traverse en serpentant, et sur toute la chaîne des Alpes.

La partie la plus ancienne du château est la grande vieille tour qui fut bâtie par un comte de Habsbourg en 1111. Bientôt après le château fut donné en fief aux échansons des comtes de Habsbourg, qui dès lors en prirent le nom. Plus tard il changea souvent de possesseur et finit par passer, comme bien hypothéqué, à la ville de Berne. En 1484, celle-ci le vendit, avec les biens et les droits seigneuriaux dans les villages voisins de Holderbank et de Mörikon, au seigneur Caspar Effinger, d'une des plus riches et des plus influentes familles de Brougg.

En 1552 le château fut réduit en cendres par un incendie, mais bientôt après il fut rebâti. En 1678 Bernard Effinger relia les tours du château par le grand corps de bâtiment, surmonté de pignons pointus et ornés de petites pyramides de pierre. Actuellement ce bâtiment sert de galerie de peintures. La famille d'Effinger le possède encore, quoiqu'en 1798, par la chute de l'ancienne république de Berne, elle ait perdu ses droits seigneuriaux, et une grande partie de sa fortune par l'abolition des dîmes et des cens. Rodolphe d'Effinger a fait placer dans la galerie les portraits, grandeur naturelle, des anciens seigneurs, et les vitraux qui ornent la salle, reproduisent les noms et les armoiries des seigneurs d'Effinger et ceux de leurs femmes. On y trouve de plus une petite collection d'armures et d'armes des siècles passés.

Au pied du mont qui couronne le château, jaillit la célèbre source d'eau iodurée et bromée de Wildegg.

Plus loin on voit les vastes établissements de Mss. Laué et Comp. et ceux de Mss. Aloyse Isler et Comp., où avec de la paille, du maroquin, du velours, de la soie, suivant les caprices de la mode, on fabrique des tissus, qui dans les centres du goût servent à la confection des chapeaux de femmes.

Wildegg a une station de chemin de fer. Vis-à-vis de la station on a construit un pont de fer sur des piliers de pierre, ouvrage monumental pour établir la communication entre les deux rives de l'Aar.

Lenzburg.

La petite ville de Lenzbourg compte 3000 habitants; elle est très gaie et possède un grand et fort château, construit sur une roche de grès, qui domine la ville, et d'où l'on a une vue délicieuse sur la vallée de l'Aar. Les Romains avaient élevé, sur le rocher du château, un fort que les Allemans détruisirent au cinquième siècle. Il y a eu pendant bien des années un fort bon institut pour de jeunes garçons. Le château était, au moyen âge, la résidence des comtes de Lenzbourg, dont la famille s'éteignit, en 1183, dans la personne du comte Ulrich. Les possessions des comtes de Lenzbourg passèrent d'abord à la maison de Kybourg, puis à celle de Habsbourg et d'Autriche, et enfin à la république de Berne qui, de 1415 à 1798, fit de Lenzbourg le chef-lieu d'un bailliage et le siège de ses baillis. L'église de la ville renferme les tombeaux de quelques Bernois tombés sur le champ de bataille de Villmergen, en 1712.

Tout près de Lenzbourg nous trouvons le grand pénitentier cantonal, établi il y a peu d'années d'après le système mixte. Il est cité par des hommes compétents non seulement en Suisse, mais encore à l'étranger, comme modèle dans son genre.

Dans la forêt voisine on montre deux immenses blocs erratiques de granit qui paraissent avoir été charriés ici par les glaciers qui à l'époque glaciale s'étendaient des Alpes au Jura.

Baden.

A deux lieues de Schinznach est la ville de Baden, intéressante sous bien des rapports, et, par ses eaux thermales surtout, digne de l'attention des étrangers; on ne quitte guère Schinznach sans l'avoir visitée. C'est une véritable ville de bains. Elle était renommée déjà au temps des Romains. Tacite dit des sources dans le fleuve „que le corps nu ne peut pas supporter leur chaleur".

C'est au moyen-âge que la ville de Baden fut le plus florissante. La vie pendant la saison y était aussi brillante que licencieuse; ce ne fut que vers la fin du XVIIIme siècle qu'on y revint à des moeurs plus sévères

Le site de la ville de Baden est on ne peut plus gracieux. La vallée y forme un vaste bassin, de la profondeur duquel, au milieu du fleuve de la Limmat on voit jaillir en abondance les sources chaudes des eaux minérales.

L'histoire de Baden et de son château, aujourd'hui en ruines, est aussi intéressante que variée.

5. Les thermes sulfureux.

Comme nous ne pourrons jamais pénétrer dans les laboratoires secrets où s'élaborent les eaux minérales, il faut nous contenter d'hypothèses fondées sur les résultats obtenus par les recherches chimiques et géologiques.

Il faut nous représenter la croute terrestre comme entièrement parsemée et sillonnée de pores et de veines dans lesquelles l'eau circule continuellement. Quoique toute cette eau monte et descende sans cesse en s'amalgamant d'une façon étrange à l'action chimique et physique intérieure, il y a cependant certaines roches plus aptes que d'autres à laisser surgir des eaux minérales. Ce sont celles sujettes aux fissures et à l'éffritement qui sont le plus exposées aux désagrégations chimiques et aux formations nouvelles, surtout lorsqu'elles coincident avec des couches imperméables.

La température croissant dans une proportion déterminée avec la profondeur, l'eau s'échauffe à l'intérieur de la terre, se vaporise, s'imprègne de différents gaz, puis, devenue plus légère et cédant à la pression de l'eau d'en haut elle remonte à la surface à travers les failles et les fentes de la roche.

Pendant ce trajet des particules solides se dissolvent par voie de lixiviation. L'activité dissolvante est entretenue et augmentée par le haut degré de chaleur, par l'imprégnation de l'eau avec de l'oxygène et de l'acide carbonique, par la haute pression sur le jet liquide et peut-être aussi par l'électricité que développent ces différents procédés. Aucune particule du sol ne peut résister à l'influence dissolvante de ces conditions, les moins solubles même abandonnent à l'eau des quantités minimes. On a constaté que le rapport de quantité des matières contenues dans les eaux minérales est en proportion de la solubilité; les substances généralement répandues dans les roches se retrouvent aussi généralement dans les eaux minérales.

Les thermes sortent d'une profondeur plus grande que les eaux minérales froides; c'est pourquoi on les trouve d'une constance de température et de composition étonnantes. Ils doivent aussi présenter une certaine égalité dans leur volume d'eau, lorsqu'ils sont alimentés par des lacs ou des fleuves absorbés par la terre, tandis qu'ils ne sont pas soustraits à un certain changement s'ils sont alimentés par des eaux atmosphériques. Les grandes quantités d'acide carbonique pourraient bien être attribuées à l'action des vapeurs sulfuriques et chlorhydriques qui décomposent des masses énormes de roches calcaires. Il est probable aussi que l'acide carbonique est un produit général de l'intérieur ardent de la terre où brulent des calcaires carboniques et des restes organiques. Il se peut encore qu'il soit un phénomène généralement répandu de chimie tellurique avec des canaux de dérivation locaux. L'acide carbonique une fois formé monte, comme l'eau, par les fissures du sol et paraît à la surface tantôt seul, tantôt combiné avec l'eau.

D'après cette manière de voir les couches de gypse qui accompagnent les eaux sulfureuses dans une extension plus ou moins grande, seraient le produit, non la cause des procédés qui concourent à l'élaboration des eaux minérales. En regard des masses énormes de calcaire carbonique comparées aux minimes filons de gypse, cette explication la plus récente des géologues est rassurante pour la continuité incessante des thermes sulfurés, si jamais il devait s'élever des doutes à cet égard.

Le laboratoire où se fabrique l'acide hydrosulfurique est certainement situé moins profondément que celui de l'acide carbonique, car il se décompose par une chaleur considérable; les volcans n'en laissent échapper qu'en finissant de brûler ou lorsqu'ils s'éteignent.

D'après ce qui précède, il faut laisser tomber les hypothèses qui font venir l'eau minérale de Schinznach soit du Habsberg soit du Bœtzberg. Il semble plus plausible de supposer qu'à cet endroit ou à quelque distance l'eau s'enfonce jusqu'à 3—4000 pieds de profondeur, s'échauffe et suivant les couches imperméables monte à la surface du sol par des fentes.

Par les mêmes causes la température et la composition chimique doivent être les mêmes qu'il y a des siècles.

Par rapport à la première les rapports des plus anciens auteurs coincident avec les écrits les plus récents. S'il y a changement ce ne peut être que la faute du cuvelage et de l'isolation défectueuse de la source minérale, par suite de laquelle des eaux de la surface s'introduiraient dans l'eau thermale.

L'eau sulfureuse jaillit à l'angle, où les vieux bains et les bains des pauvres se touchent, à 50 pas environ de l'Aar. La source est cuvelée du haut en bas en madriers de hêtres. Le cuvelage est elliptique; le grand diamètre a une longueur de 2,8 m. environ, le petit diamètre mesure 2,12 m. A une hauteur de 7 pieds on a pratiqué une fosse de décharge, afin que la pression de la colonne d'eau ne s'élève pas trop haut, et ne puisse pas lui frayer, dans le sol, des issues par lesquelles elle se perdrait en partie. Il résulte du nivellement, que le fond de la source était en contrebas de 4,7 m. et le miroir d'eau de 0,90 m. du niveau de l'Aar au mois de septembre 1865.

La dernière fois que la source fut cuvelée, après l'avoir mise à sec, on vit l'eau sourdre de plusieurs ouvertures de la masse calcaire, et, chose remarquable, l'odeur, le goût, le degré de température de chaque jet, étaient différents. Malheureusement, on ne profita pas de cette occasion si favorable pour prendre des mesures thermométriques exactes, ou faire des recherches physico-chimiques.

Au mois d'octobre en 1864 M. Jules François, inspecteur général des mines, reconnut, en descendant dans le cuvelage à-peu-près mis à sec, de nouveau, que l'eau s'échappait en divers points du rocher et qu'elle possédait une température et un degré de sulfuration inégaux, mais on laissa encore cette fois passer l'occasion de faire des recherches scientifiques.

A côté de la source il y a deux réservoirs qui sont construits en maçonnerie rendue parfaitement étanche au moyen d'un revêtement intérieur en ciment. Le premier qui est le plus ancien, a une capacité d'environ 58 mètres cubes; le second, récemment construit, peut contenir 145 m. c. d'eau.

La source est d'une grande abondance; ses eaux riches en hydrogène sulfuré sont, sous ce rapport, supérieures à la plupart des eaux thermales sulfureuses de l'Europe desquelles il a été fait une analyse exacte. D'après les calculs faits elle fournit environ 195 litres d'eau à la minute; soît 280,8 m. c. par 24 heures; pendant une saison de 135 jours on aurait à employer 37908 m. c. Comme on a déjà donné, en une saison, 40000 bains et que le bain en moyenne comprend 800 litres, il s'ensuit qu'on a employé, les douches, les inhalations etc. non comprises, 32000 m. c., ce qui fait pour la source un excédant de 6000 m. c.

Mais cette quantité d'eau n'est pas toujours la même; en hiver, quand on ne puise point d'eau et que l'Aar est plus basse qu'en été, la source surmonte souvent le miroir de l'Aar, comme nous démontrerons plus loin; aussi **Mr.**

Morell disait déjà en 1787 que, pendant l'hiver, l'eau s'était élevée, dans le réservoir, de trois pieds au-dessus de son niveau ordinaire.

En hiver, où la source reste longtemps en repos, il se forme à la surface de l'eau une sorte de crême assez épaisse, que l'on remarque aussi sur l'eau dans les baignoires, mais sous la forme d'une pellicule très-mince, lorsque l'eau a été exposée à l'air dans un état parfaitement calme. Il arrive souvent que de nouveaux hôtes prennent cette pellicule pour de la malpropreté ou comme preuve que quelqu'un s'est déjà baigné dans cette eau. De fait, ce n'est que du soufre et du carbonate de chaux qui se sont sécrétés sous cette forme au contact de l'air.

La température de la source est sujette à de certaines variations et nous donnons ici un petit tableau des mesures qui en ont été faites à différentes époques:

An.	Date.	Température.	Observateur.
1763	été	35°,0 centigr.	Müller.
1780	septembre	33°,0 "	Weber.
1785	été	33°,1 "	Morell.
1815	—	31°,2 "	Bauhof.
1842	novembre	36°,0 "	Lœwig.
1852	mars	35°,5 "	Amsler.
1857	16 août	28°,5 "	Bolley.
1857	30 novembre	34°,8 "	"
1858	15 janvier	28°,5 "	"
1858	6 juin	34°,6 "	Hemmann.
1859	20 novembre	34°,7 "	"
1860	19 mai	33°,7 "	Amsler.
1860	12 décembre	33°,9 "	Hemmann.
1862	4 août	28°,0 "	"
1864	24 février	34°,5 "	"
1865	2 juillet	28°,1 "	"

An.	Date.	Température.	Observateur.
1865	25 septembre	28°,0 centigr.	Grandeau.
1866	8 mars	31°,2 „	Hemmann.
1866	9 juin	27°,8 „	„

Il peut y avoir un intérêt historique à mentionner que le docteur F. A. Weber (1780) dit que la chaleur naturelle très-considérable de cette eau minérale approche de celle de la source de Louèche, tandis que Mr. J. R. Maurer (1787) compare la chaleur de l'eau à celle du lait chaud à la vache.

Ce qui résulte de la comparaison des chiffres, c'est que la température de l'eau varie dans le sens inverse de la saison; la température est plus élevée en hiver qu'en été, le fait remarquable une fois constaté devait amener une enquête ultérieure sur le point de savoir, si les éléments chimiques et surtout si la quantité de soufre contenue dans la source varient en sens analogue. Mr. Grandeau a déjà démontré cette variation, en réunissant les résultats de quelques analyses, mais c'est le docteur Gérold Amsler qui a fait en 1875 et 1876 beaucoup de recherches sur les variations de la température, de la sulfuration, du niveau de la source et de celui de l'Aar et sur l'influence probable du nombre des bains puisés en même temps. Il en a réuni les résultats en forme de tableau que nous croyons assez important pour être communiqué ici.

Tableau comparatif du niveau et de la température de la source et de l'Aar, du nombre des bains puisés et de la sulfuration de l'eau minérale, composé en 1875 et 1876 par le docteur Gérold Amsler médecin aux bains de Schinznach.

Date.		Niveau de la		Température de la		Nombre des bains	Sulfuration H_2S par litre.
		source	Aar	source	Aar		
			plus haut				
Mai	24	7'20'''	1'85'''	26° R.	—	97	0,0556
"	25	7'00'''	1'75'''	" "	—	101	—
"	26	7'15'''	1'65'''	" "	—	94	—
"	27	7'15'''	1'55'''	" "	—	110	0,0620
"	28	7'15'''	1'45'''	" "	—	116	—
"	29	7'20'''	1'35'''	" "	—	115	—
"	30	7'25'''	1'00'''	" "	—	118	0,0612
Juin	1	7'25'''	0'80'''	" "	—	111	—
"	2	7'20'''	1,05'''	" "	—	109	0,0610
"	3	7'35'''	0'95'''	" "	—	128	—
"	4	7'45'''	1'05'''	" "	—	145	—
"	5	7'55'''	1'30'''	25°	"	—	146	—
"	7	7'40'''	1'50'''	25°,5	"	—	154	0,0568
"	8	7'40'''	1'30'''	26°	"	—	140	—
"	9	7'50'''	1'25'''	" "	—	164	—
"	10	7'55'''	1'30'''	" "	—	160	—
"	11	7'00'''	0'85'''	" "	—	168	—
"	12	7'10'''	0'90'''	" "	—	143	—
"	14	7'20'''	0'75'''	" "	—	169	—
"	15	7'70'''	1'20'''	25°	"	—	178	—
"	16	8'20'''	1'70'''	26°	"	—	164	—
"	17	7'50'''	1'15'''	" "	—	162	—
"	18	8'00'''	1'70'''	" "	—	190	—
"	19	7'00'''	1'20'''	25°,5	"	—	176	0,0607

Date.		Niveau de la		Température de la		Nombre des bains	Sulfuration H_2S par litre.
		source	Aar	source	Aar		
			plus haut				
Juin	21	7'70'''	2'55'''	26° R.	—	155	—
"	22	8'00'''	2'25'''	24°,5 "	—	195	—
"	23	8'30'''	2'20'''	25° "	—	185	—
"	24	8'15'''	1'09'''	" "	—	188	—
"	25	8'00'''	1'55'''	" "	—	172	0,0582
"	26	8'00'''	2'15'''	25°,5 "	—	177	—
"	28	8'00'''	1'80'''	26° "	—	164	—
"	29	7'90'''	1'60'''	25° "	—	148	—
"	30	8'05'''	1'95'''	25°,5 "	—	161	—
Juillet	1	8'00'''	1'80'''	25° "	—	147	—
"	2	8,00'''	1'90'''	24°,5 "	—	121	—
"	3	7'80'''	2'45'''	" "	—	135	0,0582
"	5	7'70'''	2'40'''·	" "	—	136	—
"	6	7'50'''	2'20'''	25° "	—	140	—
"	7	7'80'''	2'35'''	24°,5 "	—	134	0,0583
"	8	7'70'''	2'10'''	25° "	—	148	—
"	9	7'60'''	3'00'''	24°,5 "	—	145	—
"	10	7'55'''	2'95'''	" "	—	146	0,0559
"	12	7'90'''	2'90'''	" "	—	164	0,0559
"	13	7'60'''	3'00'''	" "	—	178	—
"	14	7'60'''	2'50'''	25° "	—	191	—
"	15	8'00'''	2'60'''	24°,5 "	—	180	0,0530
"	16	8'00'''	2'40'''	" "	—	174	—
"	17	8'10'''	2'50'''	" "	—	159	—
"	19	7'90'''	3'00'''	25° "	—	192	—
"	20	7'80'''	2'70'''	24°,5 "	—	215	—
"	21	8,30'''	3'10'''	" "	—	241	0,0532
"	22	8'60'''	3'10'''	" "	—	220	—

Date.	Niveau de la		Température de la		Nombre des bains	Sulfuration H_2S par litre.
	source	Aar	source	Aar		
		plus haut				
Juillet 23	8'30'''	3'00'''	24°,5	„	—	244	—
„ 24	8'00'''	3'30'''	25°	„	—	235	0,0560
„ 26	8'00'''	2'55'''	„	„	—	247	—
„ 27	8'25'''	2'75'''	24°,5	„	—	211	—
„ 28	7'90'''	2'20'''	„	„	—	236	0,0520
„ 29	8'20'''	2'40'''	25°	„	—	232	—
„ 30	8'00'''	2'10'''	24°,5	„	—	221	—
„ 31	8'10'''	2'00'''	„	„	—	223	0,0534
Août 2	8'20'''	1'90'''	25°	„	—	210	—
„ 3	8'10'''	1'60'''	24°,5	„	—	217	—
„ 4	8'20'''	1'70'''	25°	„	—	197	—
„ 5	8'30'''	2'30'''	„	„	—	211	—
„ 6	8'40'''	2'00'''	24°,5	„	—	222	—
„ 7	8'00'''	3'60'''	„	„	—	208	0,0534
„ 9	8'10'''	2'80'''	25°	„	—	210	0,0584
„ 10	8'30'''	2'50'''	24°,5	„	—	198	—
„ 11	8'15'''	2'35'''	„	„	—	200	—
„ 12	8'10'''	2'00'''	„	„	—	200	—
„ 13	8'10'''	1'90'''	„	„	—	206	—
„ 14	8'20'''	1'95'''	25°	„	—	186	—
„ 16	7'40'''	1'00'''	24°,5	„	—	203	—
„ 17	8'40'''	1'90'''	24°	„	—	217	—
„ 18	8'40'''	1'90'''	24°,5	„	—	230	0,0583
„ 19	8'30'''	1'80'''	25°	„	—	222	—
„ 20	8'20'''	1'70'''	24°,5	„	—	232	0,0546
„ 21	8'30'''	1'80'''	„	„	—	238	—
„ 23	8'50'''	2'30'''	„	„	—	208	0,0565
„ 24	8'20'''	2'20'''	25°	„	—	203	—

Date.		Niveau de la		Température de la				Nombre des bains	Sulfuration H_2S par litre.
		source	Aar	source		Aar			
			plus haut						
Août	25	7'90'''	1'70'''	24° R.		—		206	—
„	26	7'80'''	1'80'''	„	„	15° R.		209	0,0586
„	27	8'00'''	1'70'''	24°,5	„	15°,5	„	187	—
„	28	8'00'''	2'40'''	„	„	16°	„	208	—
„	30	7'70'''	1'40'''	„	„	15°	„	166	—
„	31	7'70'''	2'00'''	24°	„	13°,5	„	181	0,0581
Sept.	1	7'70'''	1'70'''	„	„	13°	„	164	—
„	2	7'80'''	1'50'''	„	„	„	„	178	—
„	3	8'00'''	1'40'''	„	„	„	„	160	0,0583
„	4	7'65'''	0'95'''	24°,5	„	12°,5	„	160	—
„	6	7'70'''	1'70'''	24°	„	13°,5	„	145	—
„	7	7'90'''	0'60'''	„	„	13°	„	130	0,0597
			plus bas						
„	8	7'70'''	0'10'''	„	„	12°,5	„	121	—
„	9	7'70'''	0'30'''	„	„	14°	„	121	—
			plus haut						
„	10	7'90'''	0'10'''	24°,5	„	15°	„	125	0,0605
„	11	7'80'''	0'50'''	24°	„	„	„	108	—
„	13	7'80'''	1'40'''	24°,5	„	„	„	93	—
			plus bas						
„	14	7'80'''	0'20'''	„	„	„	„	89	—
„	15	7'60'''	0'40'''	24°	„	16°,5	„	90	—
„	16	7'30'''	0'80'''	„	„	13°	„	76	—
			plus haut						
„	17	7'25'''	0'05'''	„	„	14°	„	74	—
			plus bas						
„	18	7'20'''	0'20'''	„	„	14°	„	74	—
„	20	7'00'''	0'90'''	24°,5	„	14°,5	„	59	—
„	21	7'20'''	0'80'''	24°	„	„	„	53	—
„	22	7'15'''	1'35'''	„	„	14°	„	53	—

Date.	Niveau de la		Température de la				Nombre des bains	Sulfuration H₂S par litre.
	source	Aar	source		Aar			
Sept. 23	7'00'''	plus bas 1'20'''	26°	R.	+4°	R.	41	—
„ 24	6'90'''	plus haut 0'90'''	25°,5	„	„	„	32	—
„ 25	6'70'''	0'40'''	26°	„	12°,5	„	21	—
„ 27	6'60'''	0'50'''	„	„	13°,5	„	7	—
„ 28	6'80'''	0'60'''	„	„	13°	„	7	—
„ 29	6'60'''	0'30'''	„	„	„	„	8	—
„ 30	6'50'''	1'00'''	„	„	„	„	5	—
Octob. 1	6'20'''	0'90'''	„	„	12°,5	„	—	—
„ 2	6'60'''	0'50'''	„	„	11°	„	—	—
„ 4	6'65'''	1'05'''	„	„	10°,5	„	—	—
„ 5	6'60'''	0'50'''	„	„	11°	„	—	—
„ 6	6'60'''	1'00'''	„	„	12°	„	—	—
„ 7	6'60'''	1'10'''	„	„	11°,5	„	—	—
„ 8	6'60'''	0'80'''	„	„	11°	„	—	—
„ 9	6'70'''	0'00'''	„	„	„	„	—	—
„ 11	6'65'''	0'45'''	„	„	10°,5	„	—	—
„ 12	6'70'''	0'20'''	„	„	10°	„	—	—
„ 18	6'65'''	plus bas 0'10'''	„	„	9°,5	„	—	—
„ 19	6'70'''	0'00'''	„	„	„	„	—	—
„ 20	6'70'''	plus haut 0'50'''	„	„	10°	„	—	—
„ 21	6'70'''	0'60'''	„	„	10°,5	„	—	—
„ 22	6'65'''	0'35'''	„	„	10°	„	—	—
„ 23	6'70'''	0'30'''	„	„	10°	„	—	—
„ 25	6'55'''	plus bas 0'05'''	„	„	10°,5	„	—	—
„ 26	6'70'''	plus haut 0'20'''	„	„	10°	„	—	—

4

Date.		Niveau de la		Température de la				Nombre des bains	Sulfuration H_2S par litre.
		source	Aar	source		Aar			
Oct.	27	6'70'''	plus haut 0'40'''	26°	R.+ 9°	R.		—	0,0595
"	28	6'65'''	0'45'''	"	"	9°,5	"	—	—
"	29	6'70'''	0'80'''	"	"	10°	"	—	—
"	30	6'70'''	0'90'''	"	"	"	"	—	—
Nov.	1	6'70'''	0'40'''	"	"	8°	"	—	—
"	2	6'50'''	0'10'''	"	"	7°,5	"	—	—
"	3	6'70'''	0'10'''	"	"	"	"	—	—
"	4	6'50'''	plus bas 0'80'''	"	"	"	"	—	—
"	5	6'70'''	plus haut 0'35'''	"	"	8°	"	—	—
"	6	6'30'''	1'30'''	"	"	"	"	—	—
"	8	6'15'''	1'75'''	"	"	7°	"	—	—
"	9	6'20'''	1'60'''	"	"	"	"	—	—
"	10	6'50'''	2'50'''	"	"	7°,5	"	—	—
"	11	6'30'''	3'40'''	25°,5	"	"	"	—	0,0775
"	12	6'45'''	4'15'''	26°	"	"	"	—	—
"	13	6'55'''	3'95'''	25°,5	"	6°,5	"	—	—
"	15	6'40'''	2'90'''	"	"	7°,5	"	—	—
"	16	6'40'''	2'10'''	26°	"	6°,5	"	—	0,0552
"	17	6'40'''	2'40'''	"	"	7°	"	—	—
"	18	6'70'''	2'80'''	"	"	"	"	—	—
"	19	6'40'''	2'40'''	"	"	"	"	—	—
"	20	6'40'''	1'80'''	"	"	6°	"	—	—
"	22	6'45'''	1'85'''	"	"	6°,5	"	—	—
"	23	6'40'''	1'30'''	"	"	7°	"	—	—
"	24	6'40'''	0'90'''	"	"	6°	"	—	—
"	25	6'60'''	0'90'''	"	"	5°	"	—	0,0556
"	26	6'40'''	0'40'''	"	"	"	"	—	—

Date	Niveau de la source	Niveau de la Aar	Température de la source	Température de la Aar	Nombre des bains	Sulfuration H_2S par litre.
Nov. 27	6'45'''	0'45''' *plus haut*	26° R.	+ 5° R.	—	—
„ 29	6'40'''	0'30'''	„ „	„ „	—	—
„ 30	6'40'''	0'25'''	„ „	4°,5 „	—	0,0552
Déc. 1	6'50'''	0'10'''	„ „	4° „	—	—
„ 2	6'40'''	0'10''' *plus bas*	„ „	„ „	—	—
„ 3	6'40'''	0'25'''	„ „	3°,5 „	—	—
„ 4	6'45'''	0'35'''	„ „	„ „	—	—
„ 6	6'40'''	0'40'''	„ „	3° „	—	—
„ 7	6'40'''	0'40'''	„ „	„ „	—	—
„ 8	6'40'''	0'45'''	„ „	2° „	—	—
„ 9	6'40'''	0'50'''	„ „	3° „	—	—
„ 10	6'40'''	0'60'''	„ „	2°,5 „	—	—
„ 11	6'40'''	0'70'''	„ „	„ „	—	0,0584
„ 13	6'40'''	0'70'''	„ „	„ „	—	—
„ 14	6'45'''	0'55'''	„ „	2° „	—	—
„ 15	6'40'''	0'80'''	„ „	4° „	—	—
„ 16	6'40'''	0'80'''	„ „	3°,5 „	—	—
„ 17	6'40'''	0'85'''	„ „	„ „	—	—
„ 18	6'50'''	0'75'''	„ „	4° „	—	—
„ 20	6'40'''	0'95'''	„ „	3° „	—	0,0594
„ 21	6'45'''	0'95'''	„ „	3°,5 „	—	—
„ 22	6'45'''	0'95'''	„ „	3° „	—	—
„ 23	6'40'''	1'10'''	„ „	5° „	—	—
„ 24	6'40'''	0'60'''	„ „	4°,5 „	—	—
„ 27	6'45'''	0'35'''	„ „	„ „	—	—
„ 28	6'40'''	0'90'''	„ „	3°,5 „	—	0,0626
„ 29	6'45'''	0'95'''	„ „	3° „	—	—
„ 30	6'40'''	0'85'''	25°,5 „	3°,5 „	—	—

Date.	Niveau de la		Température de la		Nombre des bains	Sulfuration H₂S par litre.
	source	Aar	source	Aar		
Déc. 31	6'45'''	plus bas 1'30'''	25°,5 R.	+3° R.	—	—
1876.						
Janvier 3	6'40'''	1'50'''	26°	„ 4° „	—	—
„ 4	6'40'''	0'80'''	„	„ 6°,5 „	—	—
„ 5	6'50'''	plus haut 0'10'''	„	„ 2°,5 „	—	—
„ 6	6'45'''	plus bas 0'45'''	„	„ 1°,5 „	—	0,0645
„ 7	6'40'''	0'70'''	„	„ „ „	—	—
„ 8	6'45'''	0'85'''	25°,5	„ 2° „	—	—
„ 10	6'45'''	1'55'''	„	„ „ „	—	—
„ 11	6'40'''	1'60'''	26°,	„ „ „	—	—
„ 12	6'55'''	1'50'''	25°,5	„ „ „	—	—
„ 13	6'70'''	1'40'''	26°	„ „ „	—	—
„ 14	6'70'''	1'40'''	„	„ „ „	—	—
„ 15	6'70'''	1'40'''	25°,5	„ 3° „	—	—
„ 17	6'70'''	1'45'''	„	„ 2°,5 „	—	—
„ 18	6'70'''	1'45'''	„	„ 3° „	—	—
„ 19	„	1'50'''	„	„ 3°,5 „	—	—
„ 20	„	1'45'''	„	„ „ „	—	—
„ 21	„	1'35'''	„	„ „ „	—	—
„ 22	„	1'40'''	„	„ „ „	—	—
„ 24	„	1'40'''	„	„ 3° „	—	—
„ 25	„	1'45'''	„	„ „ „	—	—
„ 26	„	1'50'''	25°	„ „ „	—	0,0754
„ 27	„	„	24°,5	„ 2°,5 „	—	—
„ 28	„	„	„	„ 3°,5 „	—	—
„ 29	„	marque insuffisante	„	„ „ „	—	—
„ 31	„	„	24°	„ 3° „	—	—

| Date. | Niveau de la | | Température de la | | Nombre des bains | Sulfuration H₂S par litre. |
	source	Aar	source	Aar		
Févr. 1	6'70'''	marque insuffisante	24°,5	R.+3° R.	—	0,0616
„ 2	„	„	„	„ 2°,5 „	—	—
„ 3	„	„	„	„ „ „	—	—
„ 4	6'75'''	„	„	„ 3° „	—	—
„ 5	6'70'''	„	„	„ „ „	—	—
„ 7	„	„	„	„ „ „	—	—
„ 8	„	„	„	„ 2° „	—	0,0647
„ 9	„	„	„	„ „ „	—	—
„ 10	„	„	„	„ „ „	—	—
„ 11	„	„	„	„ „ „	—	—
„ 12	„	„	„	„ 1° „	—	—
„ 14	6'75'''	„	„	„ 2° „	—	—
„ 15	6'70'''	„	„	„ —	—	—
„ 16	„	plus bas 1'10'''	„	„ —	—	—
„ 17	6'65'''	0'35'''	25,°5	„ —	—	—
„ 18	6'60'''	plus haut 1'30'''	26°	„ —	—	—
„ 19	„	0'00'''	„	„ —	—	—
„ 21	„	1'10'''	„	„ —	—	0,0616
„ 22	„	1'20'''	„	„ —	—	—
„ 23	„	1'10'''	„	„ —	—	—
„ 24	„	1'00'''	„	„ —	—	—
„ 25	6'65'''	1'00'''	„	„ —	—	—
„ 26	6'55'''	0'85'''	26°,5	„ —	—	—
„ 28	6'50'''	2'50'''	„	„ —	—	0,0721
„ 29	„	2'50'''	„	„ —	—	—
Mars 1	„	2'40'''	„	„ —	—	—
„ 2	6'55'''	1'95'''	„	„ —	—	—

Date.	Niveau de la		Température de la		Nombre des bains	Sulfuration H_2S par litre.
	source	Aar	source	Aar		
		plus haut				
Mars 3	6′50‴	3′50‴	26°,5	″	—	—
″ 4	6′45‴	3′85‴	″	″	—	—
″ 6	6′40‴	2′60‴	25°,5	″	—	—
″ 7	″	3′20‴	″	″	—	—
″ 8	6′35‴	3′25‴	″	″	—	—
″ 9	6′45‴	2′75‴	″	″	—	—
″ 10	6′40‴	2′20‴	″	″	—	0,0616
″ 11	″	2′80‴	26°	″	—	—
″ 13	6′35‴	4′05‴	″	″	—	—
″ 14	6′25‴	4′75‴	25°,5	″	—	—
″ 15	6′35‴	3′45‴	″	″	—	—
″ 16	″	3′35‴	″	″	—	—
″ 17	6′40‴	3′55‴	″	″	—	—
″ 18	6′45‴	3′65‴	″	″	—	0,0595
″ 20	″	2′55‴	″	″	—	—
″ 21	6′50‴	2′20‴	″	″	—	—
″ 22	6′45‴	1′85‴	″	″	—	—
″ 23	″	1′95‴	″	″	—	—
″ 24	″	2′00‴	″	″	—	0,0595

Pour marquer le niveau, on établit une ligne aux bâtiments voisins, d'après laquelle on déduisit les différentes fluctuations de l'eau. Les niveaux de l'eau donnent ainsi la distance de cette ligne terrestre à la surface de l'eau dont la hauteur varie suivant la saison.

Remarques sur les courbes des tables construites d'après les précédentes observations, touchant la hauteur et la température de l'Aar, de la source et la sulfuration de cette dernière, combinées avec le nombre des bains.

Pour la première fois depuis 200 ans on établit en 1875 des observations régulières et scientifiques sur les phénomènes précités. Cette première table est déjà fort intéressante et donne des résultats. — Lorsqu'on compare les courbes isolées, on est frappé du fait que le niveau de l'Aar paraît exercer si peu d'influence sur les autres courbes (niveau, température et sulfuration de la source). L'influence de l'Aar sur la source serait explicable par son voisinage de celle-ci. On doit être surpris que la source soit basse lorsque l'Aar est haute (différence maxim.: 4'15''') tandis que lorsque l'Aar est basse la source est même plus haute qu'elle (différence maxim.: 1'50''').

La courbe de la température thermale présente des variations entre 24° et 26° R. Les fluctuations sont insignifiantes et la courbe coincide en général avec celle de la sulfuration et encore plus exactement avec celle du niveau de la source.

La courbe de la hauteur thermale est la plus intéressante parcequ'elle éclaire d'un jour nouveau de précédentes assertions contradictoires.

D'anciens observateurs trouvèrent que la source était plus haute que le niveau de l'Aar; plus tard d'autres constatèrent le contraire et nous voyons, comme souvent c'est le cas, que les deux parties avaient raison selon la saison où le mesurage avait lieu. Cette courbe concorde assez avec celle du nombre des bains; dans le même intervalle les deux tendent à se rapprocher l'une de l'autre et s'éloignent de nouveau, en sorte qu'on doit conclure:

la hauteur dela source est pour la plus grande partie dépendante du nombre des bains. En hiver on cesse cette soustraction d'eau, les grandes fluctuations de l'Aar sont légèrement indiquées par une minime hausse et baisse du niveau de la source. Les grandes différences de niveau entre l'Aar et la source en dehors de la saison des bains font arriver à la conclusion certaine qu'une communication directe entre les deux n'existe pas. Mais comme la source en hiver suit, quoiqu'un peu plus tard, les principales fluctuations de l'Aar, on doit supposer qu'un peu d'eau s'infiltre à travers les couches rocheuses pendant les grandes différences de niveau.

Dans des rapports de cette nature la courbe de la température de l'Aar ne saurait avoir que très peu d'influence sur la température de la source.

La courbe de la sulfuration réflète assez fidèlement la hauteur de la source quand celle-ci est abandonnée à elle-même, c'est-à-dire hors de la saison. Elle suit avec quelque inertie les différences de la hauteur de l'Aar et de celle de la source. L'Aar monte-t-elle beaucoup au-dessus du niveau de cette dernière, les éléments hydrosulfuriques diminuent et vice versa. En été la chose ce passe autrement. Le nombre des bains est ici le principal facteur: Ce nombre est-il considérable, le niveau de la source et avec lui la sulfuration s'abaisse. Le nombre des bains diminue-t-il, les courbes de la saturation hydrosulfurique et de la hauteur thermale remontent. L'influence de la soustraction de l'eau par les bains est dans tous les cas beaucoup plus importante que l'influence de l'Aar. Donc on conclut de là que si on puise beaucoup d'eau à la source et que celle-ci s'abaisse en conséquence, l'eau naturelle qui s'infiltre ne sort pas de l'Aar mais d'autres sources. Le nombre le plus élevé $= 0{,}0775$ grammes H_2S par litre étant la force normale de la source au repos, et la moyenne arithmétique de toutes les observations étant $=$ 0,0626, la perte moyenne serait $=$ 0,0149 grammes H_2S par litre $= 19{,}3°/_0$. La sulfuration et la hauteur de la source pourraient être entretenues d'une manière beaucoup plus régulière par un cuvelage et une isolation convenable et par une consommation plus régulière de l'eau minérale.

---

6. Analyses.

L'eau minérale de Schinznach a été analysée à différentes époques par différents savants suisses, français et allemands; mais les travaux plus anciens de cette espèce, vu l'état peu avancé de la chimie d'alors, n'offrent plus guère qu'un intérêt purement historique, c'est pourquoi nous nous bornerons à communiquer la dernière analyse chimique, faite par Mr. L. Grandeau, professeur à l'Association philotechnique à Paris.

L'eau minérale, au sortir de la source, est toujours complètement claire et un peu verdâtre, en plus grande quantité vert de mer, et, si elle est chauffée, bleu d'outremer. Ell dégage un grand nombre de bulles de gaz fort petites et une odeur très-prononcée d'hydrogène sulfuré. Le goût est amer, salé, tirant fortement sur le foie de soufre; la réaction est légèrement acide. Exposé à l'air, elle commence à se troubler après 15 à 20 minutes, et forme à la surface cette péllicule dont il a été question. Dans un ballon de verre à col étroit l'accès de l'air étant moindre, elle se trouble seulement après trois quarts d'heure et reste trouble pendant 24 heures. Mais le lendemain le soufre s'est de nouveau dissous, l'eau s'est encore tout-à-fait clarifiée, et au fond du ballon s'est déposé quelques flocons de sulfure de fer du reste impondérables. Ce même phénomène du troublement s'observe encore en remplissant les bouteilles ; il dure 24 à 48 heures, de sorte que l'eau en arrivant au consommateur est redevenue toute claire.

Le poids spécifique, d'après Löwig, Bolley et Schweizer, est, à 11 ° c., de 1,0022 à 1,0024, d'après Grandeau de 1,0021.

Analyse de Mr. L. Grandeau (septembre 1865).

1 litre d'eau contient:

Matières gazeuses.

Acide sulfhydrique . . .	37,8 c. c.
Acide carbonique	90,8 „
Azote	00,0 „

Matières solides.

Carbonate de chaux . . .	0,250 grammes.
Carbonate de magnésie . . .	0,120 „
Sesquioxyde de fer . . .	0,005 „
Silice	0,011 „
Sulfate de chaux	1,091 „
Alumine	0,010 „
Chlorure de sodium . . .	0,585 „
Clorure de potassium . . .	0,086 „
Sulfure de calciume . . .	0,008 „

S. = 0,0525 gr. HS. = 0,0558 gr. 2,166 grammes.

Mr. Grandeau s'était étendu encore sur une quantité de questions de nature pratique, mais qui ont perdu leur intérêt pour nous, l'organisation technique de l'établissement ayant changé complètement depuis.

II.

PARTIE MÉDICALE.

A. Action physiologique et thérapeutique des bains sulfureux de Schinznach sur le corps humain.

Il n'y a guère de moyen curatif, sur lequel on ait tant parlé, écrit, expérimenté et discuté que sur les eau minérales. Gens du monde, médecins, chimistes, physiologues ont pris part, tour à tour, à la discussion, et ont travaillé, depuis des siècles, avec une dépense énorme d'esprit, de temps, de peines, de recherches et d'expériences, à l'explication des faits, sans avoir atteint leur but jusqu'à présent. C'est que les difficultés sont sans nombre et tellement compliquées, qu'une dernière explication satisfaisante ne saurait être arrachée à la nature que dans une époque, où toutes les ressources de l'anatomie, de la physiologie, de la physique, de la chimie et de la pathologie se réuniront pour concourir à ce but.

Les bains d'eaux minérales sont usités depuis les temps les plus reculés, et nombre de sources se réclament d'un personnage mythique ou historique, soit même d'un animal qui, guidé par son instinct, aurait découvert la source et y aurait trouvé sa guérison. Inutile de parler du luxe que les Grecs et les Romains déployaient dans leurs bains. Encore aujourd'hui non seulement nous admirons les ruines grandioses de leurs thermes, mais nous utilisons encore à beaucoup d'endroits les conduits d'eau qu'ils ont construits.

Alors on attribuait volontiers aux eaux minérales des qualités surnaturelles. Leur action curative étant inexplicable, il fallait s'en rapporter à des êtres supérieurs, *divinum quid*, à ce qu'on appelait l'esprit de la source. Plus les effets étaient merveilleux, moins on se rendait compte de l'origine de celle-ci, plus aussi les plis dont on drapait cet esprit étaient miraculeux.

Lorsque plus tard l'esprit humain eut inventé l'alchimie, lorsque la science chimique qui en sortit, analysait les corps solides et liquides, ou même les recomposait d'une manière artificielle, lorsqu'elle prouvait que la chaleur des eaux minérales accuse les mêmes qualités, est sujette aux mêmes conditions que toute autre chaleur, alors les esprits de la source s'enfuirent peu à peu, tout effrayés de ces découvertes qui les réduisaient à l'état de mythes. Même dans la joie d'avoir découvert ces différentes substances minérales ou organiques, dissoutes dans l'eau, on se moqua des anciennes superstitions et on se crut en possession de la dernière explication de l'action curative des eaux minérales.

Arrêtons nous un instant à ce point de vue, analysons les différents facteurs qui interviennent dans l'action sur le corps humain d'abord dans un bain d'eau simple, puis dans un bain d'eau minérale que nous regarderons comme composé.

Le bain d'eau simple.

L'eau, dépouillée de toutes les substances minérales, agit sur la peau, en l'amollissant et en la purifiant. Les écailles de l'épiderme s'imbibent d'eau, se gonflent et se laissent facilement ôter par le frottement. Les sels qui par la transpiration s'étaient déposés à la surface, se dissolvent pour la plupart dans l'eau et sont ainsi enlevés.

Si le bain est d'une température basse, inférieure à 30° c., alors les tissus se contractent, le sang se retire des vaisseaux capillaires, la transpiration cesse en grande partie, la sécrétion urinaire augmente, et l'on éprouve un sentiment de malaise général. En restant plus longtemps on soustrait au corps une grande partie de sa propre chaleur, la peau devient marbrée, bleuâtre, ansérine; le pouls devient petit et fréquent; le coeur palpite violemment, on est pris de tremblement, d'oppression et même d'angoisse.

Des bains d'une température plus élevée, égale à celle du corps ou du sang ou qui la dépasse, agissent sur les nerfs de la peau, élargissent les vaisseaux capillaires, et produisent ainsi une distension ou irritation de la peau. Ces bains possèdent au plus haut degré la qualité d'amollir et d'éloigner les substances sécrétées et déposées sur la peau, en même temps qu'ils exercent, suivant leur degré de température et leur durée, une influence favorable ou défavorable sur l'état général du corps: une certaine excitation, la sueur, le sentiment d'avoir la peau sèche et endolorie, tels sont les symptômes qui se présentent fréquemment.

La diminution ou l'augmentation excessive de la température des bains peut occasionner des troubles profonds dans l'organisme. Une diminution de 12 à 14° c., ou une augmentation de 6 à 7° c. suffit pour causer la mort, si le corps reste exposé à cette température assez longtemps (Scoutetten, Température de l'homme, p. 14). L'effet constant et immédiat d'un bain très-chaud est une diminution considérable du poids du corps et un épuisement général.

En variant la température du bain suivant les circonstances et les individus, on peut agir sur les muscles de la peau et des vaisseaux, soit pour les stimuler, soit pour les relâcher ou les contracter, et en transportant les conséquences de ces effets aux centres des nerfs et des organes de circulation on obtient des agents thérapeutiques fort puissants.

Mais outre ces influences de la température il en existe encore de tout autres, que jusqu'à présent nous connaissons fort peu et qui se rapportent surtout à l'échange des substances, certaines sécrétions du corps étant susceptibles d'être modifiées par des bains non seulement quant à leur quantité mais encore quant à leur qualité.

Le bain d'eau minérale.

L'eau minérale de Schinznach contient une dissolution de sulfates et de carbonates, du sel commun, de l'acide carbonique et de l'hydrogène sulfuré. Voici l'analyse d'un litre d'eau de Schinznach faite par le chimiste Mr. Grandeau:

Matières gazeuses:

Hydrogène sulfuré	37,8	c. c.
Acide carbonique	90,8	„

Matières solides:

Carbonate de chaux	0,250	grammes.
Carbonate de magnésie . . .	9,120	„
Sesquioxyde de fer	0,005	„
Acide silicique	0,011	„
Sulfate de chaux	1,091	„
Alumine	0.010	„
Chlorure de sodium	0,585	„
Chlorure de potassium . . .	0,086	„
Sulfure de calcium . . .	0,008	„

S = 0,0525 gr. HS = 0,0558 gr. 2,166 grammes.

Nous n'ignorons pas, qu'il y a beaucoup d'auteurs qui pensent que les eaux minérales ne sauraient être taxées d'après les substances qui en font partie, en d'autres termes que les qualités que nous connaissons à ces substances, chacune prise en particulier, ne suffisent pas pour expliquer l'action totale de l'eau minérale en question. Cette remarque, dans l'état actuel de la science, est très-juste. Non seulement il y a des eaux minérales d'une pureté presque absolue qui produisent des effets thérapeutiques les plus puissants, mais de plus il y a des eaux de composition toute différente qui produisent les mêmes effets curatifs dans les mêmes maladies. Il faut donc qu'il y ait là un facteur resté caché jusqu'à présent et sur lequel nous appellerons l'attention plus tard.

En général on a encore si peu étudié le mode d'agir des eaux minérales, qu'il doit être permis de s'arrêter encore un instant aux recherches sur les substances minérales, chacune dans son action particulière, et aux observations sur la part que chacune d'elles peut avoir dans l'effet total sur le corps sain ou malade. Cette action principale de l'eau minérale ne manquera pas de se faire reconnaître jusque dans les succès ou les mécomptes dans le traitement des maladies, matière qui sera discutée dans les chapitres suivants.

Pour commencer par *l'action des sels* si le corps humain reste pendant quelque temps dans une solution chaude et aqueuse de ces substances, l'épiderme en ressent une action irritante, macérante, desséchante ou astringente, suivant la nature du sel. Ainsi on connaît l'action du chlorure de soude et du chlorure de potassium qui est irritante, celle de l'alun qui est astringente, celle des sulfates et des carbonates de chaux qui est desséchante. Appliqués à des surfaces exsudantes et suppurantes, à des ulcères, ces sels auront donc pour effet de diminuer la sécrétion, et ainsi, depuis des temps immémoriaux, on a obtenu dans les mêmes maladies, par des bains de composition toute différente, des résultats également avantageux, sans qu'il y ait en cela contradiction aucune. Les bains de Louèche contiennent de la magnésie et des sels de chaux, les bains d'eau salée contiennent du sel commun, et les thermes de Schinznach les deux à la fois et de plus de l'hydrogène sulfuré. Les succès curatifs de tous les trois dans des maladies de peau sont incontestables.

Il y a de plus *l'acide carbonique* qui se trouve en grande quantité dans l'eau de Schinznach. Plusieurs savants lui attribuent une action principale sur la peau et sur les muqueuses, et cette coloration de la peau qui s'observe pendant et immédiatement après le bain. 'L'acide carbonique concentré, appliqué localement, cause un sentiment de douleur brûlante dans les yeux et dans les narines; il fait même couler les larmes et exerce en général une action irritante (Oesterlen, p. 370). Ainsi nous lisons, que les bains d'acide carbonique pris à Ems et à Vichy, après 20 minutes, causent des ardeurs cuisantes sur la peau et en général presque tous les symptômes que nous observons dans les bains d'eau minérale de Schinznach: de petits frissons, un léger picotement, puis une chaleur générale et même de la sueur. Ces bains exercent donc une action irritante sur la peau, sur les muqueuses, sur les nerfs périphériques et de là sur leurs centres.

L'hydrogène sulfuré, ainsi que nous l'avons vu, est contenu en grande quantité dans l'eau minérale de Schinznach. C'est son action, comme la plus marquante de toutes, qui détermine le rang de notre source parmi les thermes. Ce gaz, ne formant avec l'eau qu'une combinaison peu stable, se décompose vite dans l'air. L'hydrogène se combine avec l'oxygène de l'air, et le soufre est précipité sous forme d'une poudre très-fine. Quand un bain reste exposé à l'air pendant un certain temps, son hydrogène sulfuré est volatisé et son action irritante sur la peau se perd. Mélangé à l'air ambiant, cet hydrogène sulfuré s'attaque souvent aux muqueuses des yeux et y cause une inflammation superficielle, appelée „ophthalmie thermale". On rencontre cette inflammation non seulement parmi les hôtes, mais encore parmi les employés qui sont obligés de séjourner longtemps dans les corridors remplis de ce gaz.

Que ce soit l'hydrogène sulfuré et non pas l'acide carbonique, qui cause cette irritation, c'est un fait que l'on peut aisément constater. En effet l'acide carbonique quand il est fortement concentré, comme cela se rencontre dans des caves à fermenter, peut couper la respiration, mais il n'affecte jamais les yeux. Du reste les deux gaz montrent une grande ressemblance quant à leur action locale.

On a constaté par l'expérience que des fleurs de soufre, appliquées pendant un temps assez long sur la peau, n'y produisent cependant aucun effet. D'un autre côté il y a des siècles qu'on a reconnu l'action curative du soufre dans des maladies de peau parasites, et il sera peut-être permis d'en conclure, que la poudre de soufre précipitée par la décomposition de l'hydrogène sulfuré n'est point indifférente dans cette action sur les parasites. Toujours est-il, que son action destructive sur l'oïdium Tuckeri a été bien constatée et utilisée dans ces derniers temps.

Des insufflations de fleurs de soufre ont été employées contre la diphthérite avec d'excellents résultats.* Nous

----

* Journal für Kinderkrankheiten, 5 und 6, 1868.

communiquons plus bas une série de nos cures au moyen du traitement par eau sulfureuse dans les maladies parasitiques.

Si d'un coté on ne peut nier ces faits, de l'autre le domaine d'effets pareils s'agrandit sans cesse par de nouvelles découvertes. On connait maintenant une foule de parasites végétaux et animaux causant des maladies; faisant abstraction des champignons du choléra et du typhus, nous citons les champignons qui produisent la diphtérite et la gangrène nosocomiale. En outre on a trouvé différents champignons sur la peau même du corps humain parfaitement sain.*

L'opposition même qui s'est manifestée dans les derniers temps contre les eaux sulfureuses,** opposition tendant à les dépouiller de leur caractère spécial, n'aura servi qu'à poser des questions et à provoquer des recherches dont le résultat, selon notre attente, rendra aux eaux sulfureuses leur ancienne importance.

Dans ces derniers temps on a redonné plus d'importance que précédemment aux matières qui se décomposent facilement et qui pendant ce procès se combinent avec d'autres éléments. Dans les maladies parasitiques et bactérielles on emploie avec avantage le chlore, l'hypermanganate de potasse, l'acide phénique etc.

Toutes ces substances, par la combinaison de leurs éléments avec les éléments d'autres corps, décomposent ces derniers et donnent lieu à des corps nouveaux dont les propriétés sont toutes différentes.

---

* Isidor Neumann, Wiener med. Wochenschrift, 1870.

** Helfft, Berlin, Klin. Wochenschrift, II. 1865. — Jul. Braun, Lehrb. der Balneother., p. 306.

Le gaz hydrosulfurique est une de ces substances facilement décomposables; son hydrogène attire l'oxygène, le soufre se précipite sous forme de poussière, ou bien il s'amalgame avec l'oxygène, au moment de décomposition, pour devenir de l'acide sulfurique.

Il est connu que le fer se ronge et se consume dans une atmosphère d'hydrogène sulfuré; ce n'est pas ce dernier qui a cette propriété corrosive, mais bien l'acide sulfurique formé par sa décomposition.

Si l'on place un vase de platine avec de l'eau distillée dans l'atmosphère précitée, on trouve après peu de temps qu'une quantité assez appréciable d'acide sulfurique y est contenue en dissolution.

Ne peut on pas attribuer au gaz sulfhydrique si analogue, par rapport à sa décomposition facile, aux substances susmentionnées, l'effet particulier qui s'en suit sur les affections parasitiques et bactérielles?

Il y a donc, dans l'eau minérale de Schinznach, plusieurs agents ou substances, tels que la chaleur, l'eau, les gaz, les sels de chaux, la magnésie, le natron, qui exercent une action irritante signalée; mais cette action varie sans doute suivant la nature de ces agents.

Nous commencerons par observer et par expliquer, s'il se peut, les phénomènes produits par l'action de cette eau sur le corps humain, en laissant d'abord de côté ceux qui proviennent de son usage à l'intérieur.

Les bains que l'on prend à Schinznach, varient suivant les tempéraments et les affections, de 25 à 30° R. (30 à 37 ° c.). Nous pouvons donc nous en tenir aux phénomènes produits par cette température.

Exanthème de bain (poussée).

Si l'on prend, quelques jours de suite, des bains de la température indiquée et d'au moins 30 minutes chacun, on éprouvera bientôt ces phénomènes particuliers qui sont produits par une activité augmentée de la peau et que l'on appelle exanthème de bain. C'est une hyperémie superficielle de nature inflammatoire et qui est accompagnée d'accès de fièvres plus ou moins intenses. Elle attaque toutes les parties du corps exposées à l'action de l'eau. Chez les individus jeunes et forts, cette coloration devient souvent écarlate; mais, hors du bain, elle fait aussitôt place à des tâches blanchâtres, qui s'étendent graduellement, et, en peu de minutes, la peau a repris sa couleur naturelle.

Qu'on nous permette d'ajouter ici le résultat des observations suivies d'un hydrologue distingué (Scoutetten, Tempér. du corps de l'homme, p. 30), observations qu'il a faites à Schinznach sur sa propre personne:

„Débutons par le bain à 30° centigr.: la première sensation est celle du froid; en croit d'abord qu'on ne pourra pas rester dans l'eau; mais si on persévère, il semble après 10 minutes environ, que le liquide s'échauffe; les frissons disparaissent, la peau rougit et prend une teinte érythémateuse génerale qui débute par les cuisses, le ventre, la poitrine et s'étend aux extrémités des membres. Si on a persisté, et qu'on soit resté une heure dans le bain, voici les phénomènes calorifiques observés le 8 juin 1867, à 6 heures du matin:

„Température extérieure 14 degrés centigr.; température du corps prise au lit 36°,4; la température du corps dans le bain tombe à 34°, 34°,2, 34°,4 vers la fin du bain. Dans ces conditions, le corps cédait constamment de la chaleur à l'eau du bain pendant toute sa durée, c'est-à-dire durant une heure et quart, temps pendant lequel les expériences ont été faites.

„Après une demi-heure de séjour, le besoin d'uriner se faisait sentir; il se répétait trois ou quatre fois en trois quarts d'heure; les urines m'ont offert des modifications importantes à noter; d'abord peu colorées, elles devenaient ensuite limpides, semblables à de l'eau claire; le papier bleu de tournesol rougissait faiblement; à la seconde émission, le papier n'éprouvait plus de changement, l'urine était neutre; à la troisième émission, le papier rouge passait au bleu, l'urine était devenue alcaline, mais faiblement. Une heure après le bain, les urines redevenaient acides.

„Immédiatement après le bain, le corps étant enveloppé d'un drap convenablement chauffé, la peau reste rouge pendant un quart d'heure; toutefois la coloration diminue graduellement et finit par disparaître; la température du corps se relève, elle revient à 35 °, quelquefois 35°,5, rarement au delà. Puis elle baisse de nouveau; trois quarts d'heure ou une heure après le bain, on sent le besoin de se couvrir de vêtements chauds, ou bien de se remettre au lit pour se réchauffer; beaucoup de personnes éprouvent encore de la lassitude et sentent la faim se développer avec vivacité.

„Au-dessous de 30 degrés centigr., les bains sont difficiles à supporter; je me mis dans l'eau à 25 degrés, je n'ai pu, qu'avec peine, y rester un quart d'heure.

„Température élevée — bain à 40° centigr. En entrant dans l'eau, sensation de vive chaleur à la peau; rougeur générale presque immédiate; après 7 minutes de séjour, sueur abondante à la tête; pouls accéléré, 80 pulsations, s'élevant plus tard à 92; respiration précipitée, 24 au lieu de 18 par minute; température du corps: avant le bain 35°,2, pendant le bain 36°,8.

„Pendant toute la durée du bain, point d'émission d'urine. Immédiatement après le bain la température du corps se maintient à 36°; une heure après elle tombe à 35°; le refroidissement habituel est presque nul, l'appétit est moins développé, l'urine est très-acide; sentiment de lassitude pendant toute la journée. "

A mesure que l'on continue les bains, la peau devient toujours plus sensible au toucher, les rougeurs ne se dissipent plus entièrement après le bain; un état légèrement fébrile commence, comme dans les fièvres exanthématiques; le pouls est accéléré et plus plein qu'à l'ordinaire, la peau devient sèche et chaude au toucher; il paraît ci et là de petites aspérités vésiculaires; de plus on a un sentiment de lassitude, l'appétit disparaît et l'insomnie commence.

Remarquons ici qu'il n'est point nécessaire, ainsi qu'on le présume souvent, de prendre des bains très chauds, pour provoquer ces symptômes: des bains de longue durée et répétés souvent y suffisent. A la vérité il y a des cas d'exanthème après quelques bains tièdes de courte durée et pris une fois par jour, mais ce sont-là des exceptions, et en général il faut un certain nombre de bains de plus longue durée pour le produire.

En continuant les bains la peau prend souvent une teinte très-rouge, devient luisante et se tend. A la lassitude et à la pesenteur viennent se joindre de légers dérangements d'estomac; la soif augmente, l'appétit diminue, de légers frissons parcourent le corps, le sommeil est inquiet, les constipations alvines sont fréquentes, les urines sont plus foncées qu'à l'ordinaire; elles déposent.

ordinairement un sédiment orangé qui ressemble à du sable.

Lorsque cette période a passé, ce qui a lieu du 14me au 18me jour, la peau recommence à pâlir et à se détendre, l'épiderme devient noirâtre, commence à se flétrir, à se crevasser, et finit par se détacher, et par tomber sous la forme de poussière ou de petites écailles. La fièvre, avec tous les symptômes qui l'accompagnaient, diminue, il reste encore pendant plusieurs jours une sensation de démangaisons et de cuissons, rendue quelquefois encore plus désagréable à la suite de fissures et de crevasses dans l'épiderme, mais peu à peu toutes les fonctions normales de la peau se rétablissent.

Ajoutons à cela qu'il est constaté que l'usage intérieur de l'eau minérale à lui seul ne produit jamais ces effets sur la peau, et que ces effets ne se montrent qu'aux parties du corps qui ont été exposées à l'action de l'eau.

Absorption par la peau.

Les phénomènes que nous venons de citer, peuvent être attribués d'une manière indubitable à l'action réunie des différents ingrédients de l'eau minérale. En effet l'action de ces substances sur la peau est desséchante astringente, macérante, et par conséquent elles s'appliqueront convenablement à des surfaces purulentes, exsudantes, ramollies par des catarrhes, à des fonctions anormales de la peau, à des parasites végétaux ou animaux déposés à la surface ou du moins facilement accessibles. Mais il y a des états pathologiques en grand nombre, les scrofules, les glandes, les affections des articulations, les dycrasies, les maladies du système osseux, les anémies, les varices, la choréa et d'autres maladies nerveuses, où il n'est pas possible d'attribuer les succès de la cure à l'action extérieure de l'eau minérale, sans faire violence aux faits. On s'avisa donc de formuler la théorie, que non seulement l'eau, mais avec elle encore les substances curatives pénètrent dans l'intérieur du corps, entrent dans la circulation et parviennent ainsi aux formations pathologiques qu'elles modifient d'une manière convenable et ramènent à leur état normal.

Les effets de la cure s'étant montrées quelquefois après avoir bu de très-petites quantités d'eau et même après quelques bains seulement, on en conclut à une voie directe, par laquelle on croyait que l'eau du bain pénètre dans le corps. Bref, on supposait à la peau une faculté d'absorption considérable, grace à laquelle on faisait entrer l'eau minérale dans les veines, le sang, et avec le sang dans l'intérieur des organes, pour les purifier et pour refluer, chargée de substances malsaines, aux organes de sécrétion et délivrer ainsi le corps de tout ce qui ne lui convient pas.

Cette théorie prit des développements singuliers. On était convaincu, que des quantités d'eau considérables étaient absorbées pendant le bain, quantités estimées par grammes, soit même par kilogrammes. Mais lorsqu'on voulut fixer les lois de cette absorption, on trouva la chose plus difficile, qu'on n'avait cru d'abord.

Cette question, discutée avec ardeur par un grand nombre de médecins et de physiologistes, donna lieu à des débats longs et opiniâtres qui de nos jours seulement ont jeté quelques lumières dans ces ténébres. Une foule d'obstacles s'opposaient d'abord aux investigations un peu exactes. Comme le corps ne cesse de perdre de son poids par l'exhalation des poumons et de la peau, il a fallu constater avant tout, combien il perd par ces deux voies soit dans l'eau, soit dans l'air. Or on a trouvé, que la quantité d'eau qui pendant 24 heures s'évapore par la surface de la peau, est en moyenne d'un kilogramme, et celle qui s'évapore par les poumons en même temps, de 300 grammes (J. Béclard, p. 386). De plus le corps, sur toute sa surface, est couvert de poils très-fins et d'écailles de l'épiderme qui possèdent, à un degré très-haut, la qualité de retenir l'eau, ce qui naturellement influe beaucoup sur les pesages avant et après le bain.

Les résultats de ces pesages diffèrent beaucoup suivant les différents auteurs. Duriau a trouvé, à 25 centigrades une augmentation; à une température de plus de 36 centigrades une diminution.

D'autres expérimentateurs ont trouvé une augmentation du poids du corps encore plus considérable, suivant qu'ils employèrent pour les bains une eau plus ou moins saturée de sels. Il se peut que quelquefois on se soit trompé soi-même, puisque la faculté du corps d'absorber en lui une partie du liquide dont se compose le bain, paraissait une question de laquelle dépendait l'existence de certains bains, de sorte que les expérimentateurs étaient préoccupés de cette idée.

Restait à savoir, si ce ne sont pas plutôt les substances dissoutes dans l'eau, les sels etc., qui sont absorbées par le corps. Pour résoudre cette question, on examina les corps liquides qui après le bain sont sécrétés par le corps, la salive et l'urine.

Des recherches ont été multipliées à l'infini depuis 1853. Avant tout on constata le fait curieux, que l'urine qui à l'ordinaire réagit en acide, réagit en alcali après un bain quelconque, soit qu'il ait été de nature alcaline ou acide (Duriau, Arch. génér. de méd. 1856). Pour ces expériences on se servit de bain saturés d'iodure de potassium, d'arséniate de soude, de sublimé, de décoctions de digitale et de belladonne, et l'on se convainquit de plus en plus, que l'absorption par la peau, si tant est qu'elle existe, doit être infiniment peu considérable. Non seulement l'iode, le mercure, et l'arsénic, dans le plupart des cas observés, ne se retrouvaient pas dans l'urine, mais la digitale encore n'agissait pas sur le coeur, ni la belladonne sur les yeux, tandis que les plus petites quantités de ces substances, introduites par la bouche, se trahissent à l'instant de la manière la plus évidente, les unes par des réactions chimiques, les autres par les perturbations dans les fonctions des organes.* La commission de la Société d'hydrologie de Paris était donc autorisée à dire, „que la peau de l'homme n'est pas la voie choisie par la nature pour faire pénétrer les liquides dans l'économie."

Löschner (Balnéol. II. vol.) aussi nie l'action des bains d'eau minérale par l'absorption de leurs parties curatives, et lui compare les effets puissants produits par de petites doses de médecine, quand elles pénètrent dans le corps par une lésion de la peau, comme dans les injections souscutanées. Des bains d'iode et de sublimé ne devraient-ils pas causer les empoissonnements les plus violents, s'il y avait pénétration tant soit peu approchante de ces injections? Les cures de bain deviendraient tout-à-fait impossibles, si réellement l'absorption avait lieu par la peau. De quel danger le venin cadavéreux ne menacerait-il pas les anatomistes et les prosecteurs, si même la plus petite inoculation peut avoir les suites les plus terribles!

Merbach (Archiv für Baln. II, 2), après un grand

---

* Recherches expérimentales par M. L. Parisot, 1863.

nombre d'expériences fort détaillées sur l'absorption de l'iodure de potassium, trouve la supposition justifiée, que les bromures et les chlorures alcalins qui s'en approchent tant, ne se comporteront pas autrement et que de ces sels en particulier il n'est pas moins vrai de dire *que leurs solutions aqueuses ne sont pas résorbées par la peau.*

Demême les expériences faites par Thomson et Murray, par Demarquay (Union méd. 2—4, 1867) et par tant d'autres ont constamment abouti à des résultats négatifs.

Enfin si l'on prend en considération les qualités anatomiques et physiologiques de la peau, ce qui résulte de toutes ces expériences, c'est la confirmation éclatante de ce que l'anatomie et la physiologie ont enseigné depuis longtemps. En effet la peau manque de tous les organes qui pourraient servir d'intermédiaire à la résorption; elle est au contraire munie d'organes de sécrétion, de follicules sébacés et de pores, dont l'activité est encore stimulée par les bains chauds, de sorte qu'en soutenant l'absorption il faudrait supposer deux courants opposés.

La graisse sécrétée par la peau couvre toute la surface du corps d'une couche qui empêche autant l'eau de pénétrer qu'elle empêche les plumes des oiseaux aquatiques d'être mouillées. En sortant d'un bain nous voyons l'eau s'attacher à l'extérieur du corps seulement, s'amasser en gouttes et en trainées sur la peau et en découler. Et quand même on ôte des couches desséchées de cette graisse, la peau n'en devient pas plus accessible à l'eau, parce que la graisse se reproduit à l'instant même et forme de nouveau une espèce de vernis, de sorte que la peau, comme du papier enduit d'huile, devient imperméable à l'eau (Scoutetten, gazette des eaux, 1866).

La structure de l'épiderme s'oppose aussi au passage des liquides. Ses lamelles sont des cellules aplaties imbriquées, superposées les unes aux autres, se développant du dedans au dehors, et se rapprochant de plus en plus de la nature de la corne.

Un troisième obstacle qui empêche les liquides de pénétrer, c'est le volume et la cohérence des molécules de l'eau, ainsi que nous apprend la physique.

Chacune de ces trois circonstances à elle seule est un obstacle assez puissant à l'absorption; les trois réunies la rendent impossible.

Ces expériences faites par des savants distingués méritent le plus grand intérêt de la part des médecins. Mais nous ne saurions entrer ici dans leur détail. Il nous suffit d'avoir montré, quelles sont les raisons qui nous défendent de supposer, que l'action curative des eaux minérales se fasse par l'absorption de la peau. Ajoutons cependant encore quelques considérations sur l'absorption des substances gazeuses, parce qu'elles accompagnent bien souvent les eaux minérales et parcequ'il n'est pas rare qu'elles en forment l'agent principal.

C'est de la petitesse des molécules que dépend la faculté des corps de pénétrer dans l'organisme. Il s'en suit que des corps gazeux étant composés de molécules infiniment petites, ont la plus grande facilité de passer par les pores de la peau (Scoutetten, l. c.). Les expériences qu'on en a faites, prouvent que tous les gaz sont absorbés par notre peau, et que cette absorption se fait facilement et assez rapidement. L'absorption de l'oxygène contenu dans l'air est indispensable à la préparation du sang, et si un obstacle fortuit ou artificiel s'y oppose, le sang perd ses propriétés vitales et l'asphyxie devient inévitable. Des animaux, dont la respiration était parfaite, moururent lorsqu'on les plongea dans de l'acide carbonique ou dans de l'hydrogène sulfuré et ce dernier gaz se retrouva dans leur sang.

De la même manière des corps solides ou liquides, mais qui ont la faculté de se volatiliser, c'est à dire de se transformer en gaz, pénètrent la peau, si en même temps ils peuvent en ôter la couche de graisse. L'iode et le mercure, appliqués sous forme d'onguents, peuvent entrer de cette manière dans la circulation, après que la graisse et les sels de la surface de la peau, par un frottement continu, se sont saponisés. C'est une expérience de tous les jours.

Sur ces explications nous serons autorisés à émettre, avec Scoutetten et la plupart des hydrologues, les thèses suivantes:

1) La peau, dans les conditions ordinaires, n'absorbe dans le bain ni substances aqueuses ni substances salines.

2) La peau absorbe des corps gazeux.

3) La peau absorbe encore des corps qui dissolvent sa graisse ou entrent avec elle dans une combinaison susceptible d'une division très-fine.

4) Les eaux minérales et les sels qui s'y trouvent en dissolution, ne pouvant pas être absorbés par la peau, la théorie qui leur attribuait une faculté curative particulière, doit être abandonnée.

5) Il faut donc qu'il existe une autre cause, à laquelle on puisse attribuer l'action thérapeutique des eaux minérales.

Emploi des eaux à l'intérieur.

Sans doute anciennement on s'est beaucoup plus servi des eaux minérales comme bains que comme boisson. On n'a commencé à employer les eaux à l'intérieur qu'après s'être fait des idées plus précises sur leur action. De nos jours, on se règle sur les indications qu'offre le ma_ lade. Dans quelques stations d'eaux minérales on emploie l'eau presqu'exclusivement pour boire, dans d'autres seulement pour les bains, dans d'autres pour les deux à la fois. Schinznach est du nombre de ces dernières, quoique de tout temps on y ait regardé les bains comme la chose principale.

Les opinions sur l'emploi des eaux minérales à l'intérieur ont passé par différentes phases, en suivant les évolutions de la médecine et de ses systèmes.

Le point de vue mythique une fois écarté, les partisans de la théorie chimique cherchèrent les causes de l'action curative dans la richesse des eaux en substances minérales, jusqu'à ce que l'expérience eût fait justice de cette hypothèse. Il y a des sources fort pauvres en substances fixes ou dont les eaux sont à peu près chimiquement pures et qui cependant agissent puissamment; il y en a d'autres très-riches et dont l'action est presque nulle. Même on fait cette expérience tous les jours, que l'usage extérieur à lui seul peut produire tout ce qu'on est en droit d'attendre d'une source.

Il se forma donc une théorie mécanique, qui supposait que l'éau pénètre tout le corps, le lave, le lessive, en dissout et en ôte les substances impures ou maladives. Les partisans de cette opinion cherchaient la cause principale de l'action curative dans l'eau pure, sans mélange, ou peu s'en faut, de tout élément chimique. Inutile de dire que cette supposition faisait fausse voie et qu'il a fallu en revenir.

Dans ces derniers temps on rencontre bon nombre de médecins qui sont portés à attribuer l'action curative à une substance de l'eau minérale quelconque plus ou moins prédominante, à l'exclusion des autres. C'est ainsi que le sel ordinaire, le carbonate de soude, l'iode, le brome, l'arsenic, ont trouvé leurs adorateurs et leurs panégyristes; c'est à ce dernier surtout qu'on a attribué une action stimulante, altérante, dissolvante et une foule d'autres qualités excellentes. Mais depuis qu'on a découvert cette substance dans les eaux minérales les plus diverses, ce culte lui aussi commence à tomber.

Faute d'un point d'appui fixe il y a beaucoup de médecins qui croient devoir attribuer l'action curative à des substances qui a cause de nos ressources chimiques insuffisantes ne sont pas encore découvertes, mais qui n'en sont pas moins contenues dans les eaux minérales: opinion qui emprunte une apparence d'autorisation à la découverte de l'analyse spectrale par Bunsen.

D'autres inclinent à attribuer les effets incontestables aux substances organiques, aux cryptogames des eaux minérales.

D'autres enfin, tout au contraire, revendiquent pour l'acide silicique et pour différents silicates une influence très-considérable sur le corps.

„Dans ces derniers temps," dit Seegen (Heilquellenlehre, p. 301), „on a signalé de préférence les quantités minimes des substances contenues dans les sources comme des principes médicaux très-actifs, et on leur a attribué les effets curatifs de beaucoup de sources minérales. Sans doute chaque substance qui vient d'entrer dans la circulation du sang, prend part d'une manière ou de l'autre à la métamorphose de substances ou aux fonctions de l'organisme, mais les substances qui se trouvent fréquemment ou constamment en quantités très-petites dans les sources, comme l'acide silicique, l'acide phosphorique, l'alumine etc., entrent dans le corps en si grande quantité par la nourriture journalière, que les quantités de ces substances contenues dans les eaux minérales ne sauraient pas même être prises en considération."

Quoi d'étonnant qu'on en tire souvent la conclusion, qu'on ne doit attribuer aucune action aux substances particulières, qu'il faut considérer les eaux minérales comme des entités créées par la nature, et qui n'agissent sur le corps que comme telles.

Est-ce que nous aurions jamais appris à bien juger des fonctions organiques et des maladies du corps, si nous n'avions commencé par décomposer celui-ci en ses parties et par étudier les fonctions de chacune en particulier? Est-ce que sans l'analyse chimique nous aurions jamais appris à distinguer les substances simples qui se présentent toujours à nos yeux sous forme de corps combinés? De même pour se rendre compte de la manière d'agir des eaux minérales, il faut avant tout se familiariser avec l'action des substances simples qui entrent dans leur composition.

Les substances principales des eaux de Schinznach, d'après Grandeau, sont, outre les gaz, les carbonates et les sulfates de chaux et de magnésie et le sel ordinaire. Ce sont-là les seules substances qu'il faut prendre en considération, parce que les autres s'y trouvent en des quantités beaucoup moindres que celles que nous consommons tous les jours avec la nourriture et la boisson ordinaires.

Le carbonate et le sulfate de chaux.

Ces deux sels qui prédominent de beaucoup dans l'eau de Schinznach, nous les comprenons ici ensemble, parce que le sulfate de chaux, une fois reçu dans le sang, sans doute se combine avec les alcalis et forme du carbonate

de chaux; qui à son tour pourra se combiner avec l'acide
phosphorique devenu libre pour former du phosphate de
chaux.

Les sels calcaires sont indispensables à l'organisme;
ils entrent dans la composition de presque tous les organes
et de toutes les sécrétions du corps. Le phosphate de
chaux étant très-généralement répandu il paraît probable
qu'il entre aussi dans la formation de la cellule animale.
C'est pourquoi on a signalé la chaux comme appartenant
à la métamorphose progressive en opposition à la métamorphose regressive du carbonate de soude. L'importance
des sels calcaires dans la formation des os en général
leur assigne une place marquée dans tous les procédés
physiologiques et pathologiques qui s'y rapportent, p. e.
dans le rachitisme, l'osteomalacie, la carie, la nécrose et
dans les maladies avec une métamorphose progressive des
substances vicieuses, comme dans les maladies scrofuleuses
et tuberculeuses, pour lesquelles l'indication a été donnée
par l'expérience d'abord et à présent par la théorie même.

Introduite dans l'estomac la chaux se combine sans
doute avec les acides du suc gastrique pour former des
sels solubles. Ceux-ci en partie sont absorbés et réagis-
sent dans la circulation du sang sur les procédés de la
nutrition et de la sécrétion du corps, en partie ils suivent
les circonvolutions des intestins, en y apportant, d'après
leur nature, une action astringente et desséchante.

Les sels calcaires agissent donc en premier lieu sur
les muqueuses; dans l'estomac ils absorbent les acides,
dans le conduit intestinal quand il y a relâchement, blen-
norrhée ou diarrhée, ils diminuent la sécrétion et res-
serrent les conduits. Cette action de diminuer la sécrétion
anormale des muqueuses s'étend même à des organes
plus éloignés, aux bronches, à la vessie; elle s'observe

également dans des catarrhes chroniques. Les preuves tirées de l'expérience abondent. Les médecins de notre pays se convainquent de plus en plus de l'efficacité de l'eau calcaire artificielle contre les catarrhes des bronches et des poumons. Dans notre contrée on fait un usage fréquent de l'eau calcaire qui, dans certaines localités du Jura, alimente des ruisseaux et des fontaines et qui est assez imprégnée de chaux pour en incruster des pierres et des morceaux de bois. On y envoie pour faire la cure pendant quelques semaines des chevaux souffrant de la toux, de l'asthme, de la tuberculose: plusieurs d'entre eux se rétablissent complètement, d'autres aussi longtemps qu'ils boivent de cette eau.

Nous voudrions même affirmer, que les sels calcaires exercent une action très-stimulante, semblable à celle de l'iode, et par suite absorbante et dissolvante sur le système des vaisseaux lymphatiques. Ainsi à Biberstein, village du canton d'Argovie, qui possède une eau calcaire de cette espèce, on a observé que son usage intérieur fait disparaître des goîtres. Nous même, dans notre sphère d'activité médicale, nous avons l'occasion de constater tous les jours, que dans les endroits bâtis sur un sol rocheux et qui tirent leur eau à boire des pentes du Jura composées de roches calcaires, on ne rencontre que fort rarement un goîtreux, tandis que dans les villages voisins bâtis sur des terrains d'alluvion et qui n'ont que de l'eau de citernes, les goîtres sont extrêmement fréquents.

Si des indurations glandulaires de cette espèce se dissolvent sous l'influence de cette eau, il n'y a pas de raison pour que des hypertrophies et des gonflements d'autres organes, des exsudations etc. n'en soient pas affectés. La guérison p. e., que nous pouvons constater, d'exsudations pleurétiques par l'usage d'eau calcaire, doit très-probablement se ranger dans cette catégorie.

Nous citerons encore les thermes de Wissembourg dans le canton de Berne. Il n'y a pas de doute, qu'il ne faille les considérer comme eaux essentiellement gypseuses et qu'ils ne doivent à la chaux leurs grands succès thérapeutiques dans les catarrhes chroniques des muqueuses des organes de la respiration, dans les empyèmes, les emphysèmes, dans l'hyperémie d'organes intérieurs etc. Cette eau contient en 1000 grammes :

Sulfate de chaux . . . 1,04 grammes,
Carbonate de chaux . . 0,05 „

Le médecin attaché à cette station ajoute à cette analyse la remarque : „Les effets physiologiques et médicaux de la source portent à croire, que la quantité qu'elle contient d'iode et de brome doit être plus considérable," remarque qui s'accorde parfaitement avec notre opinion émise plus haut.

Le sel commun

forme une partie constituante du sang, de différentes formations du corps et de ses sécrétions physiologiques et pathologiques. Il faut un certain approvisionnement de ce sel pour maintenir la santé en équilibre, mais il s'en faut que sa place dans l'économie animale soit reconnue avec certitude. Ce qui est sûr c'est qu'il aide à la digestion en excitant les parois de l'estomac à la sécrétion du suc gastrique, et que, passé dans le sang, il favorise la reception endosmatique des matières digérées dans les vaisseaux capillaires de l'intestin (Liebig). De plus il paraît être la source d'où le sang puise son carbonate et son phosphate de soude.

De même que la chaux, le chlorure de sodium paraît prendre une part essentielle à la formation des cellules, puisqu'il est contenu en abondance dans des exsudations, dans le pus et dans la mucosité.

Il y a de plus quelques observateurs qui lui attribuent la diminution de l'albumine dans le sang. La réunion de ces différentes qualités suffit peut-être pour expliquer l'influence heureuse qu'il exerce sur les scrofules, sur les catarrhes chroniques des muqueuses pulmonaires, et sur les commencements de la tuberculose pulmonaire qu'elle arrête en prévenant de nouvelles infiltrations.

Le carbonate de magnésie

paraît jouer un rôle secondaire dans l'économie animale. Tout ce que nous en savons, c'est qu'il est un excellent moyen pour lier les acides, et qu'il peut fortement stimuler l'activité de l'intestin suivant qu'on le prend en plus grandes ou en plus petites doses.

L'hydrogène sulfuré.

L'action physiologique de cette substance, appliquée à l'intérieur, n'est pas encore bien déterminée. Il pénètre dans le sang, soit par la respiration, soit avec l'eau qu'on boit, soit par le moyen de bains d'eau ou de gaz. Sa présence a été constatée dans le sang et dans l'urine. On suppose qu'il se combine avec le fer des globules de sang, et que c'est peut-être la raison, pour laquelle il exerce en général une action paralysante sur les muscles et qu'en particulier il ralentit les contractions du cœur. Nous avons déjà indiqué la manière dont il irrite les muqueuses et la peau extérieure. Toutefois ce n'est qu'après un usage d'une certaine durée et sous une forme concentrée que commence son action spécifique et délétère.

Ainsi que nos sens nous l'apprennent, il est sécrété par les muqueuses des organes de la respiration et par les téguments extérieurs. Cette espèce de sécrétion doit évidemment augmenter l'activité des organes qui sécrètent, et exercer une influence favorable dans les maladies des muqueuses des bronches et des poumons, dans l'atonie et dans la dilatation des cellules des poumons, autant que dans le cas, où le tissu de la peau extérieure a perdu ses fonctions normales. Il n'y a pas jusqu'aux parties les plus internes, les intestins, le foie, la rate, soit même les organes de circulation, le coeur, les veines, les artères, qui ne participent à l'action de l'hydrogène sulfuré. Et si jusqu'à présent nous n'avons pu ni la démontrer ni l'expliquer, il ne faut pas pour cela rejeter les observations sur la diminution de gonflements du foie, sur la sécrétion augmentée de la bile, sur le mouvement accéléré du sang dans les veines hémorrhoïdales, observations qui sont appuyées par le témoignage unanime de tous les médecins attachés à des thermes sulfureux.

L'acide carbonique.

Son action principale se rapporte au système nerveux et par suite au reste des organes. Il paraît que ce sont surtout les nerfs moteurs qui en sont incités; mais les nerfs de la sensation ne sont pas soustraits non plus à son influence, ce qui a été constaté par des essais pour produire l'anesthésie par l'action prolongée de l'acide carbonique.

Ce gaz agit d'abord localement sur l'estomac, qu'il excite légèrement; il augmente sans doute la sécrétion de la muqueuse. Le sentiment subjectif est en général rafraichissant. Pris en plus grande quantité il peut causer du malaise et l'envie de vomir. Absorbé il agit sur le cerveau à la manière des boissons fermentées, c'est-à-dire qu'il égaie, qu'il excite et que même il peut produire les symptômes d'un commencement d'ivresse. Il n'est pas rare que des personnes, immédiatement après avoir bu de l'eau de Schinznach, en ressentent un léger vertige, une espèce d'ivresse. Pris en petites quantités, il peut réagir contre des maladies des nerfs, contre des hyperesthésies de l'estomac, et arrêter l'envie de vomir. Qui ne connaît l'effet bienfaisant des poudres effervescentes? Qui n'a déjà éprouvé la vertu somnifère d'un bicarbonate de soude pris avant le coucher?

L'acide carbonique sort de la circulation par les poumons, peut-être aussi par la peau et par les reins.

L'eau de Schinznach, bue en petite quantité, excite l'appétit, et cause dans l'estomac un sentiment de chaleur; prise à de plus fortes doses elle cause un sentiment de réplétion, de pesanteur, de flatulence. En général elle diminue la sécrétion du tube intestinal et donne des constipations. Prise à de plus fortes doses, elle cause souvent des diarrhées accompagnées de tous les symptômes d'indigestion.

En somme elle agit en excitant, elle augmente la fréquence du pouls et la température du corps. Du reste on lui remarque plusieurs des effets combinés de ses parties constituantes dont nous venons de parler. Son application et son action thérapeutiques formeront le sujet d'une exposition spéciale.

Les effets de la cure.

Nous avons vu plus haut que l'idée qu'on se faisait jusqu'à présent sur le mode d'agir des bains, s'est trouvée tout-à-fait erronnée. Des difficultés analogues se montrent, quand on examine de près les explications que nous venons de donner, formées d'après les principes de l'école, sur la manière dont l'usage intérieur des eaux minérales produit des guérisons. A ce sujet, nous en appelons aux faits suivants: il y a des eaux minérales chimiquement pures qui peuvent se prévaloir d'autant de cures que les sources les plus riches, les plus saturées; l'usage des bains seul obtient quelquefois les succès les plus brillants; les eaux minérales agissent beaucoup plus sûrement, avec beaucoup plus d'évidence à la source même qu'à distance; des eaux minérales qui diffèrent par leur composition ont les mêmes effets; les hommes de science ne sont pas encore en état de faire une classification des eaux minérales, soit d'après leur composition chimique, soit d'après leur action thérapeutique.

Le scepticisme de beaucoup de médecins à l'endroit des eaux minérales, la méfiance qu'ils ont souvent à l'égard des observations des médecins des thermes, ne paraissent donc pas tout-à-fait dénués de fondements. Mais nous demandons, si un fait a moins de valeur, parce qu'il ne saurait pas encore être complètement expliqué. Pour combattre ce scepticisme, nous nous permettons de citer quelques chiffres, et de signaler finalement un facteur qui, chose inconcevable, a été complètement oublié jusqu'à présent.

Depuis les temps les plus reculés les thermes ont été en usage chez les Romains, les Grecs et chez tous les peuples de l'antiquité. Nous en avons les preuves non seulement dans les témoignages des anciens auteurs, mais de plus dans les restes des bâtiments et des conduits destinés à cet usage, voire dans des villes entières qui peu à peu se sont élevées autour de ces sources et qui existent encore.

Il serait difficile de dire, combien de fois depuis le temps des Romains on a changé de système médical et de méthode de cure, mais nous n'avançons qu'une chose très-sûre en disant que les eaux minérales sont le seul médicament qui depuis des milliers d'années a conservé son crédit intact parmi tous les peuples.

Dans les temps modernes, depuis l'établissement des voies ferrées, la fréquence des bains a pris des proportions immenses. Mérat (Mém. de l'acad. de méd. VII, 50), en 1838, estima le nombre des visiteurs de bains en France à 100,000. Scoutetten évalue la somme, qui en 1864 a été dépensée en France pour des cures de bains, à plus de 100 millions.

Le même, dans un mémoire adressé à l'Académie de médecine, a relevé des rapports de différentes stations thermales les chiffres qui suivent sur la proportion des cures réussies : parmi 26,175 malades il y eut 7814 de guéris, 12,762 d'améliorés, et pour 5599 seulement la cure n'eut pas de succès.

On ne saurait présumer, que toute la légion des médecins de bains de différents pays et de différentes sources qui depuis des siècles s'accordent à signaler des guérisons, soient tous, sans exception, des imposteurs. Il est encore plus difficile de croire que les malades se laissent persuader qu'ils ont éprouvé du mieux lorsqu'en effet ce n'est pas le cas : si le succès n'était pas réel, ils seraient les derniers à préconiser une cure de bain qui leur a coûté du temps, de l'argent et souvent même des privations.

Nous y ajouterons quelques chiffres résultant de notre propre pratique de bain, et nous commencerons par ceux qui sont empruntés au contrôles officiels de l'hôpital de l'Ile à Berne. On y fait examiner les malades qui ont besoin d'une cure, par un collége de médecins, et on les envoie, suivant les indications, dans un des différents bains de la Suisse. La cure finie, laquelle dure ordinairement quatre semaines, les personnes qui l'ont faite, doivent se présenter encore devant le même collège qui alors constate s'il y a eu succès ou non, et qui fait consigner le résultat dans les contrôles.

D'après le relevé des contrôles officiels de l'hôpital de l'Ile à Berne, les malades qui, envoyés de cet hôpital à Schinznach, ont été traités par moi pendant les derniers dix ans, se classent dans les catégories qui suivent:

Date	Guéris	Améliorés	Sans changement	En tout
1870	3	23	8	34
1871	2	17	7	26
1872	8	28	5	41
1873	6	23	3	32
1874	4	18	6	28
1875	6	16	6	28
1876	1	27	11	39
1877	3	22	5	30
1878	6	20	3	29
1879	6	24	5	35
	45	218	59	322

Les 9 dixièmes de ces malades souffraient soit de la périostite, soit de la carie, soit de la nécrose; le reste se classe en maladies de peau, engorgements et suppuration de glandes, ozoenas etc.

Nous y joindrons le relevé des malades pauvres, que nous avons soignés à la division des „Argoviens et étrangers“. Ce relevé embrasse l'espace des années 1870—1879;

c'est un extrait des rapports officiels qui se font tous les ans au gouvernement cantonal:

	Guéris	Améliorés	Sans changements	Guéris %
1) Maladies des os . . .	21	192	72	7
2) Maladies de la peau	47	77	14	34
3) Scrofules	2	55	18	2
4) Ulcères	9	42	14	13
5) Catarrhes	—	3	1	—
6) Rhumatismes . . .	2	17	7	7
7) Cas isolés	2	22	18	4
	83	408	144	
	13%	64%	22%	

Pour terminer, j'ajoute encore un tableau des baigneurs étrangers que j'ai soignés en 1879, à l'exclusion de tous ceux qui ne firent leur séjour à Schinznach que par habitude, ou de peur de récidive ou à cause d'incommodités insignifiantes:

Maladies		*Effets de la cure*		
		Guéris	Améliorés	Sans amélioration
1) Eczème	73	35	32	6
2) Impétigo	2	1	1	—
3) Séborrhœ	3	2	1	—
4) Acné vulg.	7	3	4	—
5) Acné rosacea . . .	5	1	4	—
6) Sycose	4	4	—	—
7) Pityrias rubr. . . .	5	4	1	—
8) Psoriasis	12	1	9	2
9) Ichthyosis	1	—	1	—
10) Tinea pelada . . .	3	2	1	—
11) Pityr. versic. . . .	4	4	—	—
12) Hyperhidrosis . . .	12	2	9	1
Transport . . .	131			

Maladies		Effets de la cure		
		Guéris	Améliorés	Sans amélioration
Transport. . .	131			
13) Furoncles	5	2	3	—
14) Prurit nerveux. . .	2	1	1	—
15) Urticaire	6	5	—	1
16) Catarrhe nas. chron.	5	2	3	—
17) „ chron. du gosier	14	4	7	3
18) „ „ „ larynx	4	2	1	1
19) „ „ des bronches	24	8	14	2
20) Emphysème	6	1	4	1
21) Asthme	2	1	1	—
22) Ozène	6	3	3	—
23) Catarrhe de la vessie	4	2	2	—
24) „ vaginal . .	6	4	2	—
25) Otitis externa . . .	3	2	1	—
26) Glandes	18	4	14	—
27) Ophthalm. scroph. .	7	4	2	1
28) Lupus	8	1	5	2
29) Périostite	8	3	5	—
30) Carie et nécrose . .	15	3	10	2
31) Ulcères variqueux .	12	9	3	—
32) Syphilis	14	7	6	1
33) Maladies métall. . .	2	2	—	—
34) Rhumatismes . . .	13	2	9	2
	315			

Plusieurs auteurs, dont quelques-uns distingués, regardent comme cause principale des effets bienfaisants
des cures de bains le changement d'air, de nourriture et
de toute la manière de vivre, le relâchement d'un travail
monotone, l'absence des soucis et des tracasseries jour-
nalières. Faute d'une véritable preuve, on a dépensé beau-

coup d'esprit pour faire valoir cette thèse, que du reste nous sommes bien éloigné de vouloir rejeter tout à fait. Mais on peut se demander, si cette assertion reste encore soutenable en face des maux dont nous voyons que sont accablés nos pauvres malades d'hôpital?

Ces malades sont réunis, atteints d'abcès, de carie, de maladies de peau repoussantes, souvent plusieurs ensemble dans une seule chambre, ayant une nourriture simple, étant souvent couchés dans leurs lits pendant la plus grande partie de la journée, sans distractions ni plaisirs, les enfants souvent tourmentés d'un affreux mal du pays. Leurs maladies sont de celles qui chez eux et même dans les meilleurs hôpitaux exigent bien des mois pour guérir, tandis que les tableaux qui précèdent nous disent que la guérison chez nous se fait souvent en trois à cinq semaines. C'est surtout pour les enfants que l'action des bains de Schinznach est favorable et rapide. Leur guérison se fait ordinairement dans la moitié du temps qu'elle exige pour les adultes.

En présence de ces faits il y a des autorités reconnues qui se sont prononcées dans ce sens, que parmi les moyens employés pour guérir des maladies chroniques il n'y a aucun qui présente autant de succès que les eaux minérales.[*] D'autres avouent „qu'il n'existe que des relations très-imparfaites entre la composition chimique des eaux minérales et leurs propriétés thérapeutiques".[**]

Les balnéologues allemands et français se sont donc rejetés peu à peu sur une espèce d'action dynamique. Ainsi Demarquay,[***] en vue des résultats négatifs des

---

[*] Pétrequin et Jaquet, Traité des eaux minérales.
[**] Durand-Fardel, Traité thérap. p. 3.
[***] Union 1867.

recherches sur l'absorption par la peau, ramène l'action des eaux minérales à leur action fortement altérante sur l'épiderme, au moyen de leurs propriétés physico-chimiques. Löschner* pense qu'elle est fondée sur la stimulation puissante de l'activité du système nerveux de la peau, en même temps que sur l'absorption des substances gazeuses.

Patissier dans un rapport adressé à l'Académie de médecine de Paris en 1839** fit le premier mention de l'électricité comme d'une cause qui pourrait bien contribuer à l'action des eaux. Mais il était réservé au célèbre chirurgien de Metz, en même temps physiologue et hydrologue, mais avant tout excellent observateur, le professeur Scoutetten, d'avancer ces recherches difficiles. Ce fut en 1864 qu'il publia son livre intitulé: „L'électricité comme cause principale de l'action des eaux minérales sur l'organisme".

Il s'agissait pour lui de découvrir une propriété des eaux minérales qui jusqu'alors avait échappé à l'observation, l'électricité.

Autant cette idée était neuve, autant la recherche en est difficile. Elle exige à la fois les connaissances du physicien, du physiologue et du médecin. Quoi d'étonnant à ce que jusqu'à présent il y ait eu peu d'investigateurs qui aient repris ces expériences, tandis que des auteurs français et allemands ont pris acte de la découverte en reconnaissant toute son importance.***

---

* Archiv für Balneologie. II. Band.
** Bulletin de l'Acad. de médec. III. 482.
*** Resumé oral du progrès scient. pag. 52.
    Bullet. de la soc. méd. de l'Aube. p. 74.
    Prag. med. Wochenschrift. 1864.
    Archiv für Balneol. II. 1863.

Mons. le professeur Colladon de Genève, le célèbre physicien du St. Gotthard, déclarait, après avoir lu le livre de Scoutetten, que ses principes et ses expériences physiques n'offraient rien de contraire à la science.

Pour fournir la preuve que les eaux minérales agissent par l'électricité, Mr. Scoutetten cherche à constater:

1) que les eaux minérales possèdent et dégagent de l'électricité;

2) que le corps humain contient de l'électricité, en même temps que des voies pour la recevoir et pour la propager;

3) que l'électricité des eaux minérales suit ces voies, c'est à dire qu'elle parcourt l'organisme et agit sur des états maladifs.

La physique pose en principe que par la combinaison ou la décomposition des corps il se dégage de l'électricité positive et négative. Nous connaissons l'origine des eaux minérales, nous savons que, chargées d'oxygène atmosphérique, elles s'enfoncent dans les profondeurs de la terre, y séjournent et s'échauffent, qu'en passant elles oxydent des métaux, forment des sels, les dissolvent et les décomposent, qu'ayant perdu leur hydrogène, mais étant imprégnées d'autres gaz à la place, elles remontent, à la suite de l'échauffement et de la pression de l'eau qui succède, et surgissent à la surface, pour subir immédiatement de nouvelles décompositions dues à l'influence de l'air et de la lumière et à la diminution de la température et de la pression. A tous ces procédés qui produisent de l'électricité, il faut encore ajouter la friction et le contact de l'eau et de ses gaz avec le terrain qui les entoure.

Suivant la composition des eaux minérales l'aimant du galvanomètre décline de 30 à 70°, si ce sont des eaux salines, et de 80 à 90° pour les eaux sulfureuses. Il en résulte que ces dernières produisent le courant électrique le plus fort et par conséquent possèdent le plus d'électricité.

Dans la nature inorganique les éléments se combinent et se décomposent mutuellement. Dans l'économie animale nous retrouvons des procédés analogues, mais qui sont plus multiples, plus rapides. La nutrition, la digestion, la formation du sang, la respiration, le travail, la pensée, qu'est-ce, si non une succession continue de combinaisons et de décompositions, un échange non interrompu avec le monde extérieur? Il faut donc, d'après la loi de la physique, qu'il y ait dans le corps vivant une production incessante d'électricité, qui pénètre tout sans que nous nous en apercevions. Comme il y a deux sortes d'électricités et que l'une ne saurait exister sans l'autre, il s'ensuit qu'elles tendent toujours à s'équilibrer et à se combiner. La combinaison se fait par les vaisseaux sanguins et par les nerfs. Ces derniers sont les intermédiaires et les conducteurs entre les organes intérieurs et les agents stimulants. Isolés par un tégument de tissus cellulaires et par une couche de graisse, ils conduisent au cerveau, à la moelle épinière, aux ganglions, et de là à la périphérie où il doivent agir. Nous dirons donc que la vie physique n'est autre chose que la matière mise en mouvement par l'électricité : en état de santé ce mouvement est harmonieux et régulier; il devient trop fort ou trop faible dans des perturbations passagères; il cesse dans la mort.

Qu'on se garde cependant de confondre l'électricité et le principe vital, qui nous restera toujours inconnu et incompréhensible. C'est lui qui imprime à la matière le mouvement, qui lui donne ses formes, ses fonctions et ses lois.

Toute la superficie de notre corps est parsemée de pores qui ne cessent de sécréter, quoique cette sécrétion diffère sous le rapport de la quantité. Suivant les physiologues, elle est d'un kilogramme en 24 heures. Au contact des eaux minérales il y aura immédiatement réaction, échange de bases, nouvelles combinaisons, et à la suite, production d'électricité. Il faut y ajouter les différents gaz qui se trouvent dans l'eau, soit dissous, soit libres, et qui agissent également sur la superficie du corps.

Probablement cette électricité ainsi que celle de l'eau agissent d'une manière instantanée sur les liquides du corps entier et se propagent dans tous les sens, de sorte qu'il n'y a point de molécules qui n'en soient atteintes. Le sang et le reste des liquides du corps étant placés sous des influences électriques et formant, grâce aux sels qu'ils contiennent, d'excellents conducteurs, l'électricité s'étend à toutes les parties du corps. Si l'action de l'électricité était restreinte à une petite partie de la surface, son éfficacité sans doute serait fort bornée. Mais comme le corps tout entier, représentant une superficie de plus de 15,000 centimètres carrés, lui est exposé, une action puissante s'exercera à la fois sur l'organisme tout entier, et, s'il le faut, pendant plusieurs heures par jour. Qu'on y ajoute une température augmentée et l'usage intérieur de l'eau, influences qui, réunis ensemble, finissent par produire ce que nous appellons de l'excitation. Celle-ci peut être trop forte, elle exalte alors le système nerveux et dérange les fonctions organiques; mais quand elle reste contenue dans les conditions physiologiques, les fonctions organiques se raniment, les digestions se font mieux, les sécrétions naturelles sont actives, l'organisme tout en-

tivées, l'organisme tout entier se rétablit." Ainsi Scoutetten.

La science nous enseigne comment des changements
physiologiques ou des troubles pathologiques de l'innervation font surgir certaines dermatites, ou produisent
celles-ci sous une forme et avec une extension particulière,
ou même les réduisent et les guérissent. Nous rappelons
l'apparition du cloasma chez les femmes enceintes, la disparition de l'eczème dans le typhus, l'urticaire et le
pemphigus dans certaines perturbations nerveuses, l'étonnante symétrie de l'eczème dans certains cas etc. Par
l'activité augmentée des nerfs, les exsudats et les maladies
à base inflammatoire peuvent éprouver des modifications
trophiques. Des émotions physiques aiguës ou chroniques
peuvent agir d'une manière curative sur des maladies locales d'organes éloignés et qui sont hors de leur ressort.
C'est à ces faits que se rapportent les expériences des
médecins aliénistes qui voient se guérir chez les maniaques
l'hydropysie, des maladies chroniques du foie, la goutte,
les névralgies, des troubles digestifs etc. Il est donc indubitable que l'énergie augmentée de la vie des nerfs agit
de la même manière, soit qu'elle forme des idées, qu'elle
accélère le vol des pensées, qu'elle excite les muscles de
la volonté à un travail incroyable, soit qu'elle penètre
dans ces sombres régions de notre organisme, qui sont
inaccessibles à notre volonté et à notre connaissance interne.

Si donc l'action électrique sert de conducteur entre les
centres et la periphérie par la voie du sang et des nerfs,
et s'il est prouvé qu'on peut facilement amener l'électricité
extérieurement à ces organes par des appareils électro-
moteurs, on pourra aussi activer leur action et produire
des effets de la nature de ceux que nous avons cités plus
haut.

B. Désignation spéciale des maladies, contre laquelle les eaux de Schinznach sont employées avec succès.

1. Maladies de la peau. — Dartres.

Si l'eau minérale de Schinznach n'est pas un remède spécifique contre les maladies cutanées, elle ne cesse pas pour cela d'être à l'égard de ces affections un médicament précieux et agréable, qu'il serait difficile de remplacer; son efficacité contre les dartres chroniques, humides et sèches lui a acquis la réputation dont elle jouit, à juste titre, depuis si longtemps.

Depuis deux siècles elle est employée contre les maladies de la peau particulièrement; les ouvrages d'anciens auteurs renferment de nombreux témoignages de la confiance qu'elle mérite et les médecins les plus distingués de la Suisse et des pays étrangers reconnaissent son efficacité curative.

Il est vrai que, dans certaines maladies cutanées des cures réitérées ne produisent pas une guérison radicale; mais le meilleur traitement qu'on puisse suivre à la maison ou à l'hôpital, est-ce qu'il offre des chances plus sûres? Dans le traitement de tant d'affections cutanées chroniques et opiniâtres, cette eau est un remède auxiliaire précieux et un véritable curatif dans certaines affections exsudantes, pustuleuses, ulcéreuses et parasites. C'est un moyen dont les avantages et les ménagements pour la constitution du malade sont bien préférables aux frictions, aux lavages et aux caustiques médicaux. Il n'est même pas rare d'observer que l'appareil sévère de l'école échoue lorsqu'on l'applique dans des établissements publics ou des maisons particulières, tandis que l'eau minérale offre pour ces cas des résultats favorables.

1. Eczema, dartre humide.

Des groupes isolés de petites vésicules rapprochées apparaissent à la surface de la peau devenue rouge, et sont accompagnées d'un prurit plus ou moins violent; peu à peu elles se multiplient, se remplissent d'une humeur limpide, qui bientôt se trouble, se dessèche et se transforme en squammes ou croûtes. Souvent il arrive, que c'est là le terme de la marche de la maladie; les croûtes se détachent, la peau, rouge d'abord, pâlit et reprend graduellement sa teinte normale. Souvent aussi, le mal a plus d'intensité, l'éruption est accompagnée de fièvre, les vésicules éclatent et mouillent; la sérosité forme une croûte, sous laquelle l'exsudation continue; celle-ci peut se transformer en pus et exulcérer la partie affectée, plus ou moins étendue, de la peau; alors la dartre devient chronique et impétigineuse. Au fort de l'éruption, les glandes lymphatiques voisines s'enflent, et dans ce cas, il reste ordinairement un épaississement des parties affectées. Souvent encore la dartre reste stationnaire, a peu de développement et ne cause pas de douleurs; quelquefois cependant elle se présente sous une forme aiguë, guérit, reparaît tout-à-coup, et passe ainsi par différentes alternatives pendant des mois, et pendant des années.

Sur l'essence même de l'eczème, nous ne savons à peu près rien de sûr. Personne ne saurait dire, pourquoi sur tel homme il y a un eczème qui naît au lieu d'une psoriase, ni pourquoi sur un tel c'est la tête, sur un tel c'est le bras qui en sont atteints. Il paraît cependant qu'il affecte de préférence le tempérament lymphatique et qu'il existe des prédispositions héréditaires.

Nous ne saurions approuver sans réserve l'opinion souvent adoptée dans ces derniers temps que les eczèmes ne sont que des maladies locales. Les médecins cliniques français et anglais ont fait remarquer l'apparition symétrique extrêmement fréquente des eczèmes ou leur disparition à la suite d'une innervation altérée etc. F. Niemeyer croit à la possibilité d'une action réciproque entre l'eczème et des maladies internes, p. e. de l'estomac, de la poitrine etc. J'ai toujours été frappé de voir combien il y a de malades de la peau qui souffrent en même temps de maux asthmatiques, de catarrhes chroniques du pharynx et des bronches. En plusieurs cas, j'ai observé la guérison simultanée des deux affections; ailleurs, j'ai vu les alternatives traîner pendant des années, la guérison c'est-à-dire la cessation de l'affection eczémateuse étant suivie d'un catarrhe des bronches avec orthopnée et avec expectoration finale, jusqu'à ce que, après quelques semaines, la dermatose revînt à son tour.

Des observations semblables ont été publiées par des médecins cliniques allemands et français, p. e. par Schönlein, Bouchard, Trousseau etc. Le Dr. G. Passavant[*], en guérissant par l'emploi exclusif d'une diète animale des cas de psoriasis et d'eczème squameux, fut tout étonné de voir que des catarrhes coexistants disparaissaient en même temps que ces maladies de la peau. On a adopté une psoriasis buccalis; combien la distance est petite jusqu'à un eczema faucium! Mais ces maladies, conclut Passavant, étant causées par une nutrition défectueuse, il est à présumer, qu'elles peuvent occasionner tout aussi bien une sécrétion anormale de l'épithélium, que de l'épiderme.

On a tenté plusieurs explications de ces correlations. Supposé une diathèse herpétique, ou pour parler „exacte-

---

[*] **Archiv der Heilk. 1867.**

ment“, une sécrétion défectueuse de l'acide urique (qui
dans les injections souscutanées faites par Giggo - Suard
causait aux animaux sur lesquels il faisait ces expériences,
des démangeaisons et de la toux), alors à cause de l'ana-
logie anatomique entre la peau extérieure et la muqueuse
il pourra s'établir des altérations tantôt d'un côté, tantôt
de l'autre, ou des deux à la fois.

Parmi les nombreuses formes des maladies de la peau
les eczèmes sont celles qui se traitent le plus souvent à
Schinznach. Tous, dans la règle, sont améliorés par la
cure; les croûtes tombent, les surfaces exsudantes sèchent;
l'infiltration de la peau disparaît; et, surtout, la démangeaison si pénible cesse déjà après les premiers bains. Mais
il n'est pas moins vrai qu'un grand nombre d'entre eux
récidivent après la cure, quelquefois seulement d'une manière passagère, mais souvent aussi pour reprendre l'ancienne voie. Je n'ai vu que trop souvent, après une guérison en apparence réussie, l'eczème réfleurir de plus belle
après quelques semaines ou quelques mois, tandis que
d'autres cas analogues restaient guéris. La même chose
arrive aux meilleurs spécialistes. J'ai traité à Schinznach
nombre d'eczèmes qui avaient été „complètement guéris“
par d'autres dermatologes.

En général, plus l'éruption eczémateuse est fraiche et
aiguë, moins il faut espérer une cure radicale. Plus l'é-
piderme est mince, plus la peau est fine, plus l'organisme
nerveux est sensible, plus il faut craindre des éruptions
secondaires. Au contraire de vieux eczèmes qui s'écaillent, qui démangent, qui infiltrent la peau, tandis que
l'épiderme est sec et hypertrophique, sont beaucoup plutôt guéris par un emploi convenable des bains de Schinznach.

Souvent je renforce l'action amollissante des bains,

en faisant mettre des compresses pendant plusieurs heures, jour et nuit. Quant à la température des bains je ne suis pas trop rigoureux, je fais volontiers des concessions aux sentiments de chacun, en tant que les considérations de l'âge et de l'état des forces le permettent. En outre, je fais employer, de préférence pendant le bain, des douches en pluie tiède, surtout contre les eczèmes en des endroits chevelus ou velus, là où des croûtes ou l'épiderme ne pourraient être enlevés que difficilement et au préjudice de la guérison.

L'eczème chronique peut apparaitre sous différentes formes selon la place où il a élu domicile, selon qu'il s'étend en surface ou qu'il pénètre plus profondément les tissus cutanés, par suite de quoi il forme à l'extérieur des écailles, de petites protubérances, des ampoules, des croûtes, il mouille ou reste sec. D'après Hébra tous les eczèmes peuvent être ramenés aux formes fondamentales suivantes:

  1) Eczema squamosum.
  2)   „   papulosum.
  3)   „   vesiculosum.
  4)   „   rubrum.
  5)   „   impetiginosum.

Très souvent l'eczème tombe sur les parties sexuelles, l'anus, le nombril, les mamelons; encore plus souvent il attaque les parties chevelues de la tête, la figure, les oreilles, les mains, les pieds et particulièrement les jointures des membres, plus rarement la poitrine et le dos.

Il est à peine besoin de remarquer que la guérison de cette affection opiniâtre n'est pas aisée lorsq'elle a son siège aux endroits susnommés. Le cuir chevelu oppose un grand obstacle au traitement et les cavités telles que le canal acoustique, ne sont pas facilement accessibles et retiennent les sécrétions. Dans tous ces cas la balnéothérapie est aussi utile qu'agréable. Nous voulons prouver ceci par quelques relations de cas de maladie, nous arrêtant encore quelque peu à l'eczème chronique. La circonstance que ces différentes formes donnent la grande majorité des dermatoses soumises au traitement nous servira d'excuse.

Eczema rubrum.

Une femme, qui depuis longtemps avait dépassé l'âge critique, fut atteinte d'une inflammation érysipélateuse aux deux jambes. La peau devint brûlante, rouge, se couvrit de vésicules renfermant une humeur mordicante, lesquelles causaient d'insupportables démangeaisons et finirent par former une croûte sèche et squameuse. Ces éruptions se renouvelèrent de temps en temps, avec des accès de fièvre, et envahirent enfin diverses parties du tronc et les extrémités supérieures.

Son médecin, après avoir inutilement essayé divers traitemens, se décida à l'envoyer à Schinznach. Elle y prit l'eau à l'intérieur, fit des lotions, s'appliqua des compresses, et bientôt le mal commença à cèder, la suppuration cessa, les squames tombèrent et la peau reprit peu à peu sa couleur naturelle. La malade, en outre, recouvra l'usage de ses jambes, qu'elle avait presque perdu, et au bout d'un mois elle quitta les bains à peu près guérie.

Une légère rechute la ramena, le printemps suivant, à Schinznach, et cette seconde cure eut un succès complet.

Monsieur W., âgé de 50 ans, avait les oreilles atteintes de dartres humides, et gonflées au point d'opérer l'occlusion presque totale des canaux acoustiques externes, ce qui le rendait presque sourd, circonstance qui avait sur lui une influence morale fâcheuse.

Il souffrait déjà depuis plusieurs mois de ce mal, quand son médecin lui conseilla les eaux de Schinznach.

Il prit les eaux à doses modérées, et les bains régulièrement deux fois par jour; ces derniers amenèrent une poussée thermale forte et générale. Dès les premiers jours, l'effet des eaux fut favorable; le gonflement des oreilles diminua insensiblement, les canaux acoustiques se rouvrirent et le malade put goûter le plaisir de la conversation; bientôt la peau reprit complètement sa souplesse et sa couleur naturelle.

Au bout de 5 semaines, et après avoir deux fois provoqué l'exanthème de bain, Mr. W. quitta Schinznach heureux et radicalement guéri. Depuis il y est revenu plusieurs fois par reconnaissance.

Eczème impétigineux.

Un monsieur M., agé de 36 ans, bien portant jusqu'alors, maigre, de grande taille, ayant la disposition aux varices des jambes, avait eu longtemps une place rouge à la cheville du pied qui le démangeait fortement; il la grattait sans s'en préoccuper davantage. Un jour il remarqua de petites pustules jaunâtres qui s'étendaient sur sa cuisse inférieure et les égratigna. Ces places se guérirent à un endroit, s'encroutèrent à d'autres et prirent une nature tuméfiante. La même chose se renouvela plus haut, passa aussi sur l'autre jambe et devint toujours plus incommode, soit par le brûlement et la démangeaison, soit par l'inflammation et l'épaississement de la peau. Le patient se soumit à un traitement conforme aux règles de l'école; néanmoins la maladie se répandit sur les bras et la poitrine. Dans cet état il vint à Schinznach, où pendant six semaines il prit environ soixante bains et en outre des compresses jour et nuit.

Il semblait enfin guéri et s'en retourna chez lui; mais déjà après 15 jours les mémes symptomes reparurent sur les bras et les jambes, seulement avec moins d'intensité.

Il les combattit autant que possible par des bains et revint encore une fois à Schinznach vers la fin de la saison, pour nous quitter cette fois complètement guéri. Par mesure de précaution il revint faire une cure le printemps suivant, quoiqu'il fût resté guéri.

Un enfant de 20 mois fut atteint à la tête chevelue d'une éruption folliculaire, plus tard humide, qui s'étendit bientot sur le front et la nuque. Même sur la figure parurent quelques pustules, les glandes se gonflèrent et la démangeaison ne laissait au petit de repos ni jour ni nuit. La coqueluche étant venue s'ajouter au reste, son médecin conseilla à la mère d'amener l'enfant à Schinznach, en partie à cause de l'éruption, en partie pour changer d'air, car il semblait impossible que le pauvre petit être pût résister à une telle complication, si l'on ne procédait énergiquement à son soulagement.

Nous fîmes d'abord prendre à ce plus jeune de tous les curistes des bains fort courts, mêlés d'eau douce, par contre envelopper la tête constamment de compresses d'eau sulphureuse. Après 3 semaines l'enfant était délivré de la coqueluche, l'eczème s'était notablement amélioré et l'état général de la santé ne donnait plus d'inquiétude pour sa vie.

Un monsieur H. de 60 ans, médecin, robuste et sain, fut attaqué par un violent eczème aigu qui s'attachait surtout aux deux mains devenues enflées et humides jusqu'au bout des doigts. Lorsqu'après plusieurs années l'état fut devenu chronique, la peau ne mouillait plus, mais restait épaissie et formait des crevasses plus ou moins profondes sur les jointures, ce qui rendait leur mobilité très-difficile. La cuisson et le brûlement étaient de nuit souvent insupportables, surtout lorsque de nouvelles poussées voulaient se former.

Le patient, après avoir cherché des conseils auprès des collègues d'écoles les plus différentes, et après les avoir suivis sans succès, vint alors à Schinznach avec peu d'espoir de réussite. Je le fis baigner et lui prescrivis de tenir ses mains enveloppées de compresses d'eau sulfureuse dans des sacs de gutta-percha aussi longtemps que possible le jour et la nuit tout entière, — prescription éprouvée par moi depuis des années.

L'infiltration de la peau, les gerçures et les démangeaisons diminuèrent peu à peu, en sorte que notre collègue, très-satisfait, quitta le bain après quelques semaines. Je recommandai la continuation de l'appareil des compresses pendant la nuit et lui conseillai de ne jamais sortir à l'air sans gants. Il se guérit ainsi complètement.

2. Impétigo, dartre crustacée.

Dans cette espèce de dartres, il se forme sous l'epiderme des pustules qui aboutissent et sécrètent du pus. En se desséchant, ce pus forme des croûtes plus ou moins épaisses, qui recouvrent ainsi les parties affectées de la peau, dont les environs, ainsi que la peau même, sont infiltrés et tuméfiés. Quelquefois de dessous ces croûtes, il s'écoule du pus, dont l'abondance est souvent très-préjudiciable à la santé et à la sanguification. Les parties velues et non velues de la tête, le tronc et les membres sont le siège de cette maladie.

Elle est constamment accompagnée de demangeaisons et de cuissons qui peuvent aller jusqu'à de véritables douleurs. Même après la guérison la peau reste encore rougie et sensible pendant quelque temps.

Les causes de l'impétigo sont inconnues; probablement il faut les chercher dans des dispositions constitutionnelles, puisque chez les enfants elles coïncident souvent avec la dentition et avec les scrofules, et chez les adultes avec une nutrition vicieuse.

En général la cure de Schinznach exerce une action très-favorable sur cette affection, seulement il faut procéder plus doucement que pour l'eczème, en se réglant sur l'âge, sur l'état des forces, et sur l'étendue de la maladie.

Monsieur de C., âgé de 54 ans, d'un tempérament bilieux et sanguin, vint à Schinznach, pour s'y faire traiter d'une affection impétigineuse, qui avait son siège à l'intérieur des cuisses et au dos. Quand les croûtes se détachaient, une humeur âcre découlait incessamment de la partie qu'elles recouvraient, et y reproduisait de nouvelles croûtes.

La peau était très-rouge; un prurit intolérable ne laissait presque aucun repos au malade et l'affaiblissait considérablement.

Mr. de C. fit une double cure, et nous eûmes le plaisir de voir le succès dépasser nos espérances; peu à peu l'affection disparut, la santé revint et, avec elle, les forces, le sommeil et une digestion régulière. Il quitta Schinznach parfaitement guéri, et nous avons appris que depuis cette époque il n'avait éprouvé aucune rechute.

3. Sycosis, mentagra.

C'est une inflammation idiopathique des follicules capillaires, qui se manifeste surtout aux parties velues de la figure, au menton, à la lèvre supérieure, aux joues. De petites papules se transforment insensiblement en pustules qui entourent chacune un poil. Après quelques jours les pustules crèvent et forment en se desséchant une croûte qui cache une place infiltrée. La sycose diffère de l'impétigo par ce qu'elle ne suppure que modérément et ne cause qu'une petite douleur.

Il y a encore une forme parasite. Un végétal parasite naît dans la follicule capillaire, la détruit et en irrite les entours jusqu'à causer l'inflammation et l'hypertrophie du corps papillaire.

Ici le végétal parasite a causé la maladie; mais nous ne saurions dire ce qui occasionne la forme inflammatoire; c'est peut-être par suite de mauvais régime, d'irritations locales etc.

Nous sommes souvent dans le cas de traiter la sycose à Schinznach. Si le malade y consent, nous faisons ordinairement, pour les deux formes, procéder à l'épilation et appliquer ensuite l'eau sulfureuse sous la forme de bains, de compresses, de douches, de la manière la plus suivie.

En général nous pouvons constater de fort bons succès, quoique nous n'ignorions pas, qu'il se présente souvent des récidives, quelquefois tardivement.

4. Acne vulgaris, boutons.

A la suite d'une inflammation chronique des follicules sébacées et des follicules capillaires qui y débouchent, il se forme des boutons rougis, dont la pointe se transforme en pustule purulente pui finit par se dessécher en laissant à la place une petite induration différente suivant sa grandeur et sa durée.

Les individus qui ont cette disposition, possèdent ordinairement une peau très-grasse, parce que les follicules sébacées produisent plus de graisse qu'il n'en faut pour le maintien de l'état normal. Dans de certaines conditions la sébacine se coagule dans les conduits et s'étend de manière à exercer une pression sur les parois, ce qui constitue le commencement de l'inflammation.

L'acné paraît surtout à la figure, mais souvent aussi à la fois à la nuque, aux épaules et à la poitrine, sans causer de picotement ni de douleur. Elle se manifeste surtout à l'âge de la puberté, mais elle peut durer au-delà de cette période.

Acne rosacea, couperose.

Cette forme est plus tenace et cause plus d'incommodités. Il parait le plus souvent au nez, mais aussi aux joues, au front et au menton, des taches d'un rouge foncé qui à la surface sont sillonnées de vaisseaux de sang très-visibles. Sur ces surfaces congestionnées il sort de petits boutons pointus plus ou moins nombreux qui passent de la même manière que ceux de l'*acne vulgaris* ; seulement le résidu endurci ne se résout pas si facilement, mais par une durée plus longue de la maladie il sert à donner à la peau une apparence inégale, rouge-bleuâtre et vasculaire.

La couperose provient souvent d'une prédisposition héréditaire; quelquefois elle est l'indication de perturbations dans les organes abdominaux, soit d'une irrégularité dans la distribution du sang, soit même d'une altération des nerfs de la peau.

Une cure de bain énergique à Schinznach, des ablutions de savon aux endroits affectés, l'usage intérieur d'eaux minérales doucement purgatives nous ont souvent rendu d'excellents services. En continuant les ablutions alcalines et les frictions avec de la flanelle on voit souvent cesser les éruptions. Oter la rougeur et l'hypertrophie de la peau, voilà probablement le dernier but, auquel on puisse viser dans le traitement le l'*acne rosacea*.

5. *Pityriasis, dartre furfuracée.*

Parmi les différentes formes, sous lesquelles cette maladie de peau ce montre, nous distinguerons la *pityriasis capitis*, la *dartre furfuracée volante* que nous avons souvent à traiter à Schinznach.

Il se produit sur des places plus ou moins étendues du cuir chevelu de petites écailles d'épiderme comme de la poudre. Elles se détachent facilement pour se reproduire aussitôt. Ces places de la peau picotent, et après avoir ôté les écailles on les trouve rougies, parsemées d'inégalités et rudes au toucher.

La *pityriasis* est souvent très-tenace et sujette à des récidives. Des bains entiers et des douches en arrosoir sur les places affectées amènent ordinairement la guérison. Pour prévenir des récidives, il faut, outre une propreté rigoureuse, des ablutions alcalines continuées encore assez longtemps après la cure.

6. Psoriasis, dartre sqameuse sèche.

Cette maladie de peau réclame une attention d'autant plus grande qu'elle est la plus fréquente après l'eczème et que sous le rapport des récidives elle est extrêmement tenace.

Elle s'attaque de préférence au côté tendu des membres, aux coudes, aux avant-bras, aux genoux, aux jambes, mais elle n'est pas rare non plus au cuir chevelu, au dos, aux paumes des mains, aux plantes des pieds, et elle n'épargne, d'une manière absolue, aucune partie du corps.

La *psoriasis* commence par de petits points rouges disséminés. Elle s'étend graduellement, ses bords empiétant de plus en plus sur la peau saine. Il en résulte des taches sèches, rougeâtres, de forme et d'étendue différentes, qui par suite de l'hyperémie sont un peu élevées, causent de légers picotements, et saignent un peu quand on les gratte. Sur ces taches sont déposées des écailles blanchâtres de différente grandeur et de différente épaisseur ; elles se composent de cellules d'épiderme et elles se laissent détacher facilement.

La différence de l'exanthème, l'aspect, la grandeur et la forme des taches et des écailles ont donné occasion à distinguer différentes variétés de la maladie, jusqu'a Hebra qui prouva que ce ne sont que différents degrés de développement. En guérissant les taches commencent à pâlir par le milieu et il ne reste plus que quelques lignes rougeâtres qui serpentent à travers. Aux mains et aux pieds la *psoriasis* paraît quelquefois sous des formes qui ne permettent guère de la distinguer de l'eczème. Aux mêmes endroits on rencontre aussi une *psoriasis syphilitica* qui ne cède qu'à un traitement intérieur.

En dehors de l'hérédité reconnue de cet exanthème qui avec de certains sauts se propage par des familles tout entières, on ne lui connaît point d'autre cause; même il s'attaque ordinairement aux individus les plus vigoureux et les mieux portants à la fleur de l'âge, rarement à des enfants ou à des vieillards.

Le traitement est très-difficile, souvent ingrat; des bains en constituent le fond. Nous recommandons des bains de longue durée, deux par jours, si c'est possible, pour bien macérer la peau. Une friction énergique avec du savon vert après chaque bain, et l'usage intérieur de l'arsénic aident beaucoup à l'efficacité des bains sulfureux.

En général les malades sont vite soulagés; les écailles d'épiderme se détachent, l'infiltration de la peau diminue, le picotement disparaît et il n'est pas rare qu'aprés une cure de bains énergique la *psoriasis* se trouve complètement guérie, mais nous ne connaissons que peu d'exemples, qu'elle soit restée plusieurs années de suite sans récidive.

7. *Prurigo.*

Le prurigo montre de petits boutons aplatis qui naissent isolément au dos et aux membres et qui ne diffèrent pas de la couleur de la peau. En égratignant et en pressant le bouton on en fait sortir une gouttelette d'un liquide aqueux. La démangeaison est très-forte et cause toujours une forte tentation de se gratter, de sorte que les boutons sont ordinairement éraillés et couverts d'une petite couche de sang desséchée et brune. En général les glandes des aines et des aisselles sont gonflées dans cette affection.

Quelquefois la maladie se fixe aux parties génitales qui alors à la suite des démangeaisons et des grattements présentent des changements plus ou moins considérables.

Dans d'autres cas la peau n'est point affectée, de sorte qu'on serait tenté de regarder le prurigo comme affection nerveuse. En général dans cette maladie les phénomènes subjectifs ne sont point en rapport avec les phénomènes locaux.

Ici encore il nous faut avouer que nous ignorons les causes du prurigo, quelque grand nombre qu'on en ait cité. Il s'attaque à tous les âges et pendant toutes les saisons.

Le traitement peut faire cesser les démangeaisons, unir la peau, apporter une amélioration passagère quelquefois d'une assez longue durée, mais point de guérison complète.

Dans cette maladie nous employons avec succès des bains de longue durée et d'une température élevée.

8. *Maladies parasitaires de la peau.*

Si des organismes végétaux ou animaux choisissent la peau pour siège de leur développement, ils y déterminent certaines altérations anormales que nous appelons des maladies de peau.

Les parasites végétaux, appartenant à la famille cryptogame des champignons, se fixent toujours dans la couche intérieure et molle de l'épiderme, s'étendent de là par suite de leur croissance et ne se transportent que par voie mécanique à d'autres places du même corps ou sur d'autres individus.

Les parasites animaux restent tantôt à la surface de la peau, tantôt sous l'épiderme, comme c'est le cas de l'acarus. Grâce à leur locomobilité et à leur vitalité plus grandes, ils se transportent plus facilement sur d'autres corps et se répandent plus vite.

Les phéno mènes causés par les parasites sur la peau sont de nature très-différente. Tantôt il se forme des écailles, tantôt des vésicules et des pustules, tantôt des croûtes et des abcès, suivant la nature des parasites, la durée et l'extension de l'affection, et enfin suivant la constitution du corps affecté.

Si cette maladie reste abandonnée à elle-même, sa durée est indéterminée ; quelquefois elle guérit, beaucoup plus souvent il s'y ajoute des complications et des perturbations qui portent grand préjudice à l'état général de la santé. Depuis que la science a reconnu la véritable nature des parasites, les médecins ont trouvé des moyens pour les détruire et pour guérir la maladie qui auparavant était des plus tenaces et des plus repoussantes.

La seule cause de la maladie est le parasite qui d'un individu peut être transporté sur l'autre et qui, dans des conditions favorables, s'y conserve et s'y propage. Toutefois il paraît qu'une certaine prédisposition est nécessaire, puisque dans certaines conditions, d'ailleurs favorables, les parasites ne se transportent pas et même ne s'attaquent qu'à certaines périodes de la vie et à certaines constitutions.

Tinea favosa, teigne.

Cette maladie de la racine des cheveux se borne presque exclusivement au cuir chevelu. Elle provient d'un champignon, appelé oïdium Schœnleinii, qui pullule dans le follicule et le rend atrophe. Avec cela il engendre une exsudation qui, mélangée à la masse de champignons, dessèche et forme des croûtes ressemblant à des rayons de miel.

Avant d'avoir reconnu la nature parasite de la maladie, on essayait de la guérir par un traitement intérieur, ce qui en faisait, dans le temps passé, une affection aussi tenace que dangereuse.

Autrefois la teigne faveuse se traitait souvent à Schinznach, à présent les cas en sont rares, même à l'hôpital.

Nous la traitons en employant l'épilation, avec des ablutions de savon vert et des bains de longue durée, la tête penchée en arrière dans l'eau, et avec des douches en arrosoir sur les places affectées.

Tinea tonsurans.

Un champignon, trichophyton tonsurans, entoure le corps du cheveu d'une gaîne asbestiforme et s'étend de là sur l'épiderme environnant sous forme d'une moisissure blanchâtre. Les cheveux affectés deviennent par la soustraction de leur nourriture si cassants, qu'ils se brisent à fleur de peau, laissant ainsi des places chauves. Cette affection a son siège surtout dans le cuir chevelu, mais elle envahit aussi la barbe, où elle paraît comme forme secondaire de la sycose. Elle descend même jusque sur l'avant-bras, le dos de la main, et les ongles.

On l'aperçoit d'abord sous forme de taches à peu près rondes, plus ou moins rougies, et qui s'élèvent au-dessus de la peau. Dans la suite on voit y succéder, selon le siège et la période de développement, des vésicules, des pustules et même des tubercules, toujours groupées en cercle. Si la maladie dure plus longtemps, le pus se dessèche et forme des croûtes; il y a endurcissement de la peau, et à la suite oblitération des follicules de cheveux, quelquefois guérison spontanée avec calvitie perpétuelle.

Quelques auteurs modernes ont ramené encore certaines autres éruptions de la peau qui se caractérisent par leur extension circulaire, comme p. e. l'*eczema mar-*

ginatum, la tinea pelada et la sycose, à la coopération du trichophyton tonsurans et du microsporon Audouini et en ont fourni les preuves en partie.

La *tinea tonsurans*, abstraction faite des désagréments de son apparence extérieure, importune beaucoup par des démangeaisons et des cuissons continuelles. Elle porte infiniment moins préjudice à la santé en général, que la *tinea favosa*. A Schinznach, nous avons bien des fois observé et traité cette maladie dans ces différentes phases. Après avoir ramolli et ôté les croûtes, nous faisons ordinairement procéder à l'épilation, puis nous employons des bains, des douches locales, des ablutions de savon, pour détruire les champignons. Nous pouvons signaler de bons succès de ce traitement, non seulement quant à l'affection locale, mais encore quant aux complications et aux maladies qui s'en suivent.

Un homme de 54 ans s'aperçut tout-à-coup, qu'à certains endroits il n'avait plus besoin de raser sa barbe, parce qu'elle s'en était allée d'elle-même. Si cette perte avait été uniforme, il s'en serait consolé facilement, mais sa barbe avait l'air d'avoir été rongée irrégulièrement. Il se convainquit que c'était un état maladif, et la crainte que la maladie ne s'étendît jusqu'aux cheveux, le porta à consulter le médecin. Celui-ci reconnut aussitôt la cause du mal et envoya son client à Schinznach, où il fut guéri en peu de temps.

Une dame étant allée voir son fils de 12 ans qui était à Paris dans un collège, remarqua avec frayeur qu'il avait sur le sommet une place chauve de la grandeur d'un écu. Interrogé là-dessus le jeune homme dit que la même chose se remarquait sur plusieurs de ses camarades. Cette réponse ne contenta point la mère soucieuse, elle présenta son fils à un dermatologue qui ordonna une cure à Schinznach, où l'enfant fut guéri.

Un paysan avait un bœuf qui étant couché se frottait souvent contre son voisin. Après quelque temps des taches chauves de forme circulaire se montraient aux places correspondantes de la peau des deux bêtes. Le paysan ayant cru y reconnaître une espèce de dartre, lava les places affectées avec de l'eau. Ayant répété cela plusieurs fois il se trouva très-désagréablement surpris, lorsqu'un beau matin il se sentit lui-même des démangeaisons et puis des pustules qui faisaient éruption sur son menton. Après avoir employé pendant quelque temps des remèdes de bonne femme, il vint à Schinznach avec un menton qui à la suite des infiltrations et des croûtes s'était gonflé de manière à présenter une masse difforme. D'après son récit plutôt que de vue je conclus qu'il y avait transmission d'une sycose, et je le traitai de la manière indiquée ci-dessus. Au bout de 5 semaines il fut guéri et il le resta, comme je m'en suis souvent convaincu depuis de mes propres yeux.

Pityraisis versicolor.

Cette affection de la peau est très-répandue. Elle se manifeste par des taches tantôt brun-clair, tantôt brun-foncé, de configurations différentes, les unes petites et isolées, d'autres réunis en groupes plus étendus de la grandeur d'une main. On les rencontre de préférence sur le tronc du corps. Elles causent des démangeaisons plus ou moins fortes, et quand elles sont grattées, elles s'écaillent en petites lamelles comme du son. Cette exfoliation se compose d'écailles de l'épiderme et de champignons de l'espèce appelée *microsporon furfur*, qui sont la cause des taches. La *pityriasis versicolor* ne se trouve que sur les adultes; elle peut disparaître d'elle-même et récidiver. A Schinznach elle se guérit sûrement.

Un jeune homme, très-bien portant, avait tout le corps couvert de la pityriasis. Plusieurs cures faites à différentes eaux minérales lui avaient à peine procuré quelque soulagement. Sur le point de se marier, il se rendit, de son chef, à Schinznach. A l'exception du visage et des mains, toute la surface de son corps était envahie de taches brunes, se confondant les unes dans les autres, en sorte que l'on aurait pu dire, avec quelque raison, que le teint naturel formait de petites taches sur un fond brunâtre. Passait-on l'ongle sur l'une de ces taches, il s'en détachait de légères pellicules, et la peau était continuellement affectée d'un léger prurit qui était fort désagréable.

Cette affection cutanée était une des plus développées de l'espèce, et elle avait résisté au traitement des médecins. Je préscrivis, dès l'abord, au patient, de se laver deux fois par jour à l'eau de savon, puis de se mettre au bain et d'y rester plus longtemps qu'à l'ordinaire. Bientôt vint une poussée thermale très-forte, avec laquelle, au bout de 3 semaines, la pityriasis disparut.

Scabies, gale.

La gale est une éruption à la peau causée par l'*acarus scabiei*, espèce d'arachnide trachéale. Elle se reconnait aux conduits que cet insecte creuse dans l'épiderme, aux vésicules qui à la suite de l'irritation se forment aux endroits où ils couvent, aux démangeaisons violentes qui tourmentent le malade surtout la nuit.

A la suite de grattements ou d'un traitement inopportun cette affection peut entraîner des symptômes fort mauvais qui doivent avoir été de la dernière importance du temps où, guidé par la fausse idée qu'on s'en faisait, on traitait la gale par des remèdes intérieurs. Aujourd'hui, qu'on a fait de grands progrès dans la thérapeutique des maladies parasites, il faut, par un véritable effort sur soi-même, se replacer à ce point de vue historique, pour comprendre les descriptions que d'anciens auteurs de médecine font des maladies secondaires dont la gale était suivie, des répercussions de la maladie, des suppurations etc.

Anciennement il y avait toujours un grand nombre de personnes affectées de la gale qui venaient se faire traiter à Schinznach, toutes avec un succès complet. Mais depuis que cette affection se traite aussi rapidement qu'à peu de frais dans les hôpitaux, elle s'est faite rare à Schinznach, même dans notre hôpital des bains. Il n'y a presque plus que les maladies secondaires de la gale, telles que les abcès de la peau, les infiltrations et les complications avec les scrofules etc., qui viennent chercher la guérison à nos thermes sulfureux.

9. *Urticaria chronica, urticaire.*

L'urticaire se manifeste par des plaques proéminentes qui varient relativement à leur forme, leur étendue, leur couleur et leur durée, mais qui toujours sont accompagnées de prurit et de cuissons incommodes, même insupportables.

Elle peut souvent durer des mois et des années entières, et ne revenir qu'à certaines heures du jour ou de la nuit, quelquefois après de longs intervalles et sans cause apparente ; car en général nous n'en connaissons que quelques occasions, mais point les causes réelles.

Parmi les premières on range certains aliments et médicaments, des piqûres d'insectes, des influences de température, certains états maladifs, certaines affections d'humeur, c'est à dire des influences purement nerveuses à côté d'altérations momentanées ou durables dans la composition du sang.

Nous serions en mesure de rapporter un grand nombre de guérisons d'urticaires chroniques: l'enfance, particulièrement, en offre beaucoup : nous nous bornerons aux suivantes.

Monsieur A., artiste, âgé de 53 ans, d'un tempérament lymphatique et bilieux, homme sobre et forcé par son état à une vie toute sédentaire, souffrait depuis 6 à 7 mois d'une urticaire chronique, dont il ignorait complétement la cause et qui se manifestait tous les matins par un prurit excessif. La périodicité du mal était si régulière, qu'en dehors de certaines heures, on n'en apercevait nulle trace. Du reste, la santé de Mr. A. n'était point dérangée, et son estomac fonctionnait parfaitement.

La cure à laquelle il se soumit, développa d'abord la maladie, mais ensuite elle disparut complétement et pour toujours.

Une dame corpulente et robuste, arrivée à l'âge critique, se vit tourmentée la plupart du temps, pendant la nuit, d'éruptions d'urticaire, de démangeaisons et de cuissons excessives; elles se manifestaient au tronc, aux membres, apparaissant et disparaissant subitement.

Les médicaments à l'intérieur, les lotions, les bains à domicile et autres, de compositions diverses, produisirent à peine un soulagement passager, en sorte que les médecins ne se trouvaient pas médiocrement embarrassés, et cela d'autant plus, qu'à l'ordinaire ils ne pouvaient absolument rien découvrir à la superficie de la peau. La malade, vivement affectée, tomba ainsi dans le découragement et l'abattement.

Ce fut dans cet état, qu'après plusieurs années de souffrances, elle arriva à Schinznach. Elle ne tarda pas à y trouver du soulagement et des nuits tranquilles. Les ampoules furent rares d'abord, mais pendant l'exanthème de bain elles reparurent plus nombreuses et plus incommodes ; puis elles disparurent avec la desquamation et les nuits redevinrent tranquilles.

L'hiver suivant le mal reparut, mais avec moins de force, et après une seconde cure à Schinznach, la santé de la patiente fut parfaitement rétablie.

Une petite fille de 3 ans, vive et éveillée, souffrait tellement de ce mal, pendant la nuit, que la privation du repos et du sommeil vint peu à peu altérer sa santé et retarder son développement physique.

Deux années de suite elle vint à Schinznach et la maladie fut complétement éliminée. Chaque fois l'exanthème et la desquamation de l'épiderme s'étendirent sur toutes les parties du corps.

Une jeune fille de 7 ans, d'un complexion lymphatique, était tourmentée d'une urticaire chronique, depuis plusieurs mois, lorsqu'elle se rendit à Schinznach. Une cure d'un mois, pendant laquelle elle prit les eaux tant à l'intérieur qu'à l'extérieur, n'eut pas seulement la guérison radicale de son mal pour résultat, mais elle exerça en outre une salutaire influence sur sa constitution.

10. *Lupus exulcerans, lupus erythematosus.*

Quoique cette affection se passe sur la peau, elle se rapproche cependant du genre des affections scrofuleuses, ainsi que cela se voit par les symptômes qui l'accompagnent fréquemment, par l'habitus, par l'ozoena, par les gonflements des glandes etc.

Le lupus se manifeste par les symptômes d'une inflammation chronique sans douleur et par le dépôt de cellules de tissu conjonctif qui dégénèrent et tendent à se décomposer peu à peu. Il se présente sous deux formes, savoir comme *lupus exulcerans* et comme *lupus erythematosus*.

Sur une peau en apparence saine il se forme des tubercules dures au commencement et qui même au toucher restent insensibles. Ils s'exfolient facilement et peuvent longtemps persévérer dans cet état. Puis, sans cause connue, ils se gonflent un jour, rougissent, se ramollissent et se confondent en un foyer d'exulcérations. Ces ulcères ont une apparence inégale, fongueuse, déchirée, avec une sécrétion fétide qui dessèche en croûtes. Sous les croûtes l'exulcération progresse, s'étendant tantôt à la surface, tantôt pénétrant dans les chairs, jusqu'à ce que des cartillages ou des os l'arrêtent. Le mal en reste là, mais le *lupus exulcerans* laisse une cicatrice blanchâtre, tendue, avec une perte de substance qui défigure.

Le *lupus erythematosus* se présente par des groupes de tubercules et de taches rouges qui s'étendent superficiellement et lentement, sans produire ni douleur ni ulcère; le mal s'écaille en farine blanche et rampe du centre à la périphérie en guérissant au milieu. Le lupus erythematosus, causant souvent de légères démangeaisons, est confondu quelquefois avec l'eczème par cette raison.

Le siège favori de cette affection, c'est le visage, et son point de départ le plus souvent le nez; dans des cas rares elle s'attaque aussi à de tout autres parties du corps.

De même qu'avec les scrofules, le lupus se combine aussi assez souvent avec la syphilis; il faut alors qu'un traitement intérieur convenable et conséquent vienne en aide au traitement local qui ne doit pas être moins énergique.

Dans ces cas nous faisons faire la cure de Schinznach dans toute son étendue et nous faisons boire l'eau de Wildegg. Extérieurement nous employons la pierre infernale et l'acide bi-chloro-acétique, après lesquels nous appliquons des fomentations d'eau sulfureuse. C'est ainsi que nous avons obtenu d'excellents résultats, surtout dans des cas d'ancienne date, mais une seule cure de 21 jours n'y a jamais suffi.

Un jeune homme de 19 ans arriva pour faire la cure à cause d'un lupus exulcerans. Le bout du nez et les deux ailes formaient une masse boursoufflée, raboteuse et purulente. Un catharre chronique du nez, l'enflure de la lèvre supérieure et l'engorgement des glandes du cou complétaient le tableau d'une affection scrophuleuse bien caractérisée.

Il se soumit de bon gré à un traitement énergique et au douloureux forage de la tumeur avec la pierre infernale. Après quatre semaines l'état du patient étant fort amélioré, il put quitter les bains, pour y revenir encore une fois vers la fin de la saison. Après un second traitement de trois semaines il fut complétement guéri.

Un monsieur de 36 ans, marié, ayant l'air sain et robuste, souffrait d'abcès sur le front qui s'étendant en bonds irréguliers, semblaient vouloir prendre la direction du visage. Quant à l'origine du mal on ne pouvait trouver qu'un logement malsain et humide. La syphilis fut entièrement mise hors de question. Comme l'affection résistait aux emplâtres et aux pommades aussi bien qu'à un traitement anti-syphilitique intérieur, ses médecins l'envoyèrent à Schinznach avec l'arrière-pensée de disposer favorablement sa constitution à un traitement mercuriel par l'emploi préalable d'une cure d'eau sulfureuse.

Je n'osais pas m'opposer à ce point de vue, mais ma diagnose supposait un lupus. En effet les tumeurs se dissipèrent peu à peu, les nœuds tuberculeux que je cautérisai à l'entour avec de l'acide bichloro-acétique séchèrent et se guérirent, en sorte que je pus congédier le malade après 4 semaines, en lui recommandant de tenir les abcès propres et de les couvrir la nuit d'un emplâtre mercuriel. 15 jours après il fut guéri, ce dont je me convainquis personnellement 9 mois plus tard.

11. *Fistules, ulcères, abcès.*

Tous les ulcères atoniques, à l'exception des ulcères cancéreux, sont traités avec succès à Schinznach, quand leur développement n'a pas encore pris une trop grande extension et qu'il n'est pas accompagné d'hectisie.

Que ces ulcères et abcès, en tant qu'affections locales, soient la suite de blessures mal guéries ou négligées; qu'ils proviennent de laxité, de la congestion ou de la stagnation devenues habituelles des humeurs, qu'ils aient pour principe des matières peccantes, telles, par exemple, que les scrofules etc., ils ne tardent pas à subir l'influence salutaire de la source de Schinznach, et à s'améliorer, et cela d'autant plus rapidement que la surface ulcérée des abcès et des fistules est plus complétement mise en contact avec l'eau minérale. La suppuration perd sa malignité, sa mauvaise odeur et devient moins abondante; des portions de peau et de muscles sphacélés tombent; une granulation saine a lieu; les enfonçures disparaissent; les contours perdent leur dureté, leur rougeur et leur sensibilité. Le fer et la pierre infernale sont souvent indispensables; ils peuvent, comme aussi les pansements et la position horizontale, abréger de quelques semaines la durée du traitement.

Ulcères variqueux.

Une catégorie constante parmi les „plaies ouvertes" qui se traitent à Schinznach, ce sont les ulcères variqueux des pieds, maladie qui à la vérité affecte de préférence les membres de la classe ouvrière, mais qui cependant, se rencontre aussi bien dans l'hôtel des bains que dan l'hôpital, le travail n'étant heureusement le privilège de personne.

Ces ulcères peuvent causer des tourments terribles, s'ils sont combinés avec des éruptions eczémateuses, si la peau et le tissu cellulaire de la membrane sous-jacente jusqu'au périoste sont ulcéreux, épaissis et atteints d'une sécrétion puante.

Sans aucun doute il se forme sur ces surfaces ulcérées des champignons qui, à la suite d'un traitement défectueux, engendrent et entretiennent des procès de décomposition; de là inflammations érysipélateuses, phlébite, lymphangite, qui s'y ajoutent souvent pour donner accès enfin à la pyoémie et à la septiquémie.

Les anciens médecins prétendaient que la guérison de vieux ulcères aux pieds peut amener des maladies intérieures. Plus tard cette expérience fut jetée par-dessus bord; dernièrement Fischer a prouvé que la guérison d'un ulcère peut en vérité amener une maladie d'organes intérieurs, p. e. une dégénération amyloïde, suivie d'albuminurie qui, d'après Hüter, aurait un certain caractère compensatoire pour la sécrétion supprimée de l'ulcère cutané.

Je n'hésite point à recommander contre les ulcères variqueux, une cure d'eau et de bains à Schinznach; j'ai les raisons suivantes à donner:

Le soufre employé dans des bains prolongés, avec des compresses subséquentes détruit les champignons, la chaux exerce une action astringente sur la surface ulcérée; l'eau chaude ramollit la peau et règle la circulation veineuse; la sécrétion puante disparaît.

Quelques ulcères guérissent lentement, d'autres trèsvite; au cas où une compensation albumineuse par les reins se présenterait, l'emploi intérieur de l'eau très-calcifère de Schinznach formerait un remède efficace, si du moins Stromeier a raison de préférer la chaux à tous les médicaments dans „des hématuries des espèces les plus différentes". Si l'engorgement, la congestion, l'exudation sont des phénomènes congénères, l'hématurie et l'albuminurie le sont également et l'action de la chaux sur les reins sera donc adéquate.

Quand les ulcères sont nettoyés, plus unis, mais pas encore guéris, je renvoie le patient avec un pansement compressif qui lui permet de suivre ses occupations.

En terminant le chapitre des maladies de la peau nous ajouterons encore en passant, que l'eau thermale de Schinznach nous a rendu d'exellents services dans quelques autres affections plus rares, mais qui sont de cette famille. Nous mentionnerons la séborrhée, la sécrétion de sueur excessive sans fièvre, les érythèmes chroniques sans caractère spécifique, les dermatoses vulvaires chroniques, la disposition à l'inflammation des phalanges onguéales, les éruptions furonculeuses, les récidives fréquentes des érésipèles de la figure etc.

En général nous ferons remarquer qu'un traitement heureux de la plupart des maladies chroniques de la peau, une fois qu'elles sont devenues tenaces et qu'elles ont gagné une certaine extension, est une impossibilité radicale dans la pratique privée. En effet cette constance dans l'application de l'appareil médical qui est absolument indispensable pour atteindre le but, ne se rencontre que fort rarement. Quelques bonnes intentions qu'on ait d'abord, la vie s'interpose avec des obligations, des incidents, des empêchements si multiples, que le zèle se relâche bientôt et qu'une infraction suit l'autre.

Au contraire dans un établissement de cure bien organisé l'appareil médical s'offre de lui-même; on se trouve placé sous la surveillance du médecin; on ne se baigne pas, on est baigné, on est astreint à une règle certaine, on est encouragé par l'exemple de beaucoup d'autres, l'on sait qu'on n'y est que pour prendre soin de sa santé, et l'on goûte dans l'accomplissement scrupuleux de sa tâche une espèce de satisfaction.

Cette tâche en grande partie consiste dans les bains nombreux et de longue durée qui ont passé en proverbe à Schinznach, et que pour les maladies chroniques de la peau nous n'hésitons point à recommander de la manière la plus pressante. Pendant un moment lorsqu'on croyait aux miracles de l'absorption, l'opinion contraire en empruntait une apparence d'autorité, mais non seulement les premiers dermatologues se sont prononcés depuis pour des bains de longue durée qui ont fondé et propagé la réputation de Schinznach, il y a de plus le succès réel qui prouve tous les jours, que l'épiderme n'est suffisamment macéré que par des bains prolongés. Ce n'est qu'en restant longtemps dans l'eau que les couches internes de la peau et leurs nerfs en sont influencés avec énergie et d'une manière générale.

2. Scrofules.

De tout temps, l'eau de Schinznach a été regardée comme l'un des plus puissants médicaments contre toutes les formes de maladies scrofuleuses. Nous croyons cependant, que là où l'usage en est le plus convenable, c'est dans les cas de rachitisme et de scrofules de nature torpide, hors de la période d'inflammation aiguë, particulièrement chez les individus boursouflés, fongueux et flegmatiques. Son effet est encore plus marqué lorsque, tout en prenant les bains, on en boit regulièrement. Elle stimule peu à peu l'activité et les forces de l'estomac; la bouffissure diminue insensiblement; la suppuration des abcès des glandes s'améliore; les granulations perdent leurs propriétés fongueuses et se contractent; l'induration des glandes se dissout, en un mot, les malades renaissent à la santé et à l'espérance.

1. Ophthalmie scrofuleuse.

Cette manifestation de la dyscrasie scrofuleuse, qu'elle soit torpide ou éréthique, résiste rarement à la vertu curative de l'eau de Schinznach, quand elle est sortie de sa phase d'inflammation aiguë, et qu'il s'agit d'en extirper les restes et les affections secondaires, telles que l'appréhension de la lumière, l'obscurcissement partiel et faible de la cornée, la pyose et l'épaississement des paupières.

Parmi le grand nombre de faits dont nous pourrions étayer ce que nous avançons, nous nous bornerons à citer les suivants.

———

Mademoiselle P., jeune fille de 17 ans, imparfaitement réglée, scrofuleuse à un très-fort degré, souffrait depuis plusieurs mois d'une ophthalmie, dont la cause était évidente. Elle avait longtemps, et sans succès, suivi un traitement consistant en remèdes anti-scrofuleux et révulsifs; on avait, en outre, successivement employé pour ses yeux le nitrate d'argent et le sulfate de zinc avec et sans opium.

Elle employa l'eau de notre source à l'intérieur, et en prit régulièrement deux bains chauds par jour. Au bout de dix jours, l'amélioration était déjà sensible; puis la rougeur des yeux diminua, le gonflement des paupières, du nez, des lèvres, s'affaissa graduellement et après un séjour de 6 semaines aux bains elle les quitta guérie. Cette cure amena aussi la régularisation du flux menstruel. Mlle. P. est maintenant une jeune fille d'une santé florissante et robuste.

———

Une jeune fille de 6 ans, S. de G., était atteinte d'une ophthalmie scrofuleuse dont l'irritation aiguë et prolongée avait ramolli et troublé la cornée; l'inflammation n'avait pas encore entièrement disparu; la rougeur des yeux persistait aussi; ils étaient entourés d'efflorescences suppurantes et de croûtes.

Un séjour de 4 semaines à Schinznach, pendant lequel elle employa les eaux tant à l'intérieur qu'à l'ex-

térieur, la délivra de son mal. La rougeur et l'irritabilité des yeux disparurent complètement, et, à son départ,
il ne lui restait de son ophthalmie que quelques taches
légères.

Le frère de cette enfant, âgé de 8 ans, atteint du même
mal, avec des taches obscures à la cornée, fut guéri
comme elle.

L'usage des eaux ne guérit pas seulement ces enfants
de leur mal d'yeux, elle leur rendit la santé générale et
régularisa leur développement physique.

Un jeune savant, Monsieur N., avait depuis plusieurs
années les yeux rouges, les vaisseaux de la conjonctive
de l'œil dilatés et les glandes sébacées engorgées; de
temps en temps les bords des paupières se couvraient de
légères croûtes furfuracées. Il offrait, de même que plusieurs membres de sa famille, des dispositions scrofuleuses bien prononcées. Schinznach lui fut conseillé.
L'action du gaz que dégage l'eau minérale augmenta
d'abord l'éréthisme des yeux, mais dès la seconde semaine
l'amélioration du mal commença, et au bout d'un mois la
guérison fut si complète, qu'il put se livrer de nouveau
à ses travaux scientifiques.

Quelques années plus tard le mal reparut; Mr. N. revint à Schinznach, et son espoir d'y trouver du soulagement ne fut nullement déçu. Il se vit rétabli au bout de
quelques semaines, et depuis plusieurs années sa santé
n'a point été altérée.

A. E., jeune fille de 3 ans, très-scrofuleuse, souffrait
d'une inflammation d'yeux, accompagnée d'une faible rougeur; la lumière lui était intolérable au point que, dans

une chambre obscure, et les yeux bandés, elle était encore obligée de rester couchée, la figure contre ses coussins.

Tous les anti-scrofuleux, les infusions de feuilles de noyer, l'*huile de morue*, les évacuatifs mercuriels, les frictions mercurielles à la région des yeux, l'opium, la belladonna, les révulsions par le moyen du baume d'Authenried etc., tous ces divers traitements étaient demeurés sans résultat. Notre source lui rendit la santé.

2. Scrofules abdominales, scrofules mésentériques.

L'eau minérale de Schinznach est toujours employée avec succès contre cette affection, à laquelle l'enfance est plus particulièrement sujette que tout autre âge; elle régularise la digestion et l'assimilation en déterminant une innervation plus énergique des organes et des fonctions; elle diminue partiellement ou complètement les engorgements et les indurations des parties glanduleuses et ramène les forces corporelles à mesure qu'elle fait disparaître la volumineuse disproportion de l'abdomen.

3. Rachitisme.

Cette affection, qui tient de si près aux scrofules, se manifeste chez les enfants dès l'âge le plus tendre, entre autres à l'époque de la dentition; elle se caractérise surtout par les proportions anormales des éléments qui entrent dans la composition des parties osseuses (défaut de phosphate de chaux), ce qui provient d'un dérangement général dans la marche de la nutrition, ainsi que par la forme particulière que prennent les os. L'eau de Schinznach doit sans doute au carbonate et au sulfate de chaux qu'elle contient, d'être un remède d'une grande efficacité contre cette maladie.

Elle est connue depuis longtemps pour être un re-

mède actif et fortifiant dans le traitement d'enfants rachitiques, retardés dans leur développement physique,
si on l'emploie avec précaution et constance.

4. Carie et nécrose.

Cette maladie est une ulcération purulente du tissu
cellulaire osseux, parfaitement semblable à celle des parties molles, abstraction faite de la différence qui existe
dans les chairs : l'écoulement du pus ne pouvant pas
être facilité et accéléré par le mouvement et la pression,
comme dans les parties molles, il croupit longtemps et
acquiert par là une odeur particulière et une couleur
grisâtre. La cohésion n'étant pas forte dans les os spon-
gieux, des molécules osseuses se détachent et s'écoulent
avec le pus, ce qui le fait paraître mêlé de sable, tandis
que les os longs, plus solides, lâchent ordinairement des
esquilles.

Les causes de cette maladie sont très-nombreuses; les
constitutions affaiblies, délabrées, y sont fréquemment sujettes, particulièrement lorsqu'elles sont affectées de dyscrasies scrofuleuses, scorbutiques, syphilitiques et arthritiques. L'expérience prouve qu'une crase lymphatique,
la faiblesse ou l'anomalie de la sanguification, l'irritation
chronique des viscères abdominaux, des rhumatismes
sont autant de conditions déterminantes de cette maladie,
d'où vient que les personnes scrofuleuses en sont le plus
souvent atteintes; les lésions extérieures au contraire ne
peuvent être considérées que comme des causes accidentelles.

L'emploi le plus ancien des eaux sulfurées de Schinznach, en dehors des maladies de la peau, était celui contre
la carie et la nécrose. Dans les tableaux que les médecins des siècles précédents nous ont laissés, les maladies

des os forment toujours le plus grand nombre; encore aujourd'hui elles forment, dans nos tableaux d'hôpital, la moitié du nombre total.

Nous avons souvent à traiter des cas fort graves, mais nous avons aussi l'occasion d'observer parfois des succès qui tiennent du miracle. Des malades aux membres contractés, à la suppuration mauvaise, aux forces minées, où ni médication intérieure, ni opération ne sont admissibles, se lèvent comme nouveau-nés après une cure de quelques semaines. La suppuration diminue; les granulations croissent; les fistules guérissent; les épaississements des tissus s'amollissent; les articulations redeviennent mobiles; le sommeil, l'appétit, les forces renaissent.

Notre traitement consiste en bains prolongés, si les forces le permettent, avec des injections d'eau minérale dans les cavités, avec des compresses mouillées sur les ulcères ouverts, avec des douches sur les articulations roidies sans symptômes d'inflammation. Si la digestion est en règle, on boit de l'eau sulfurée en doses modérées, s'il y a disposition scrophuleuse, nous ordonnons l'eau iodée et bromée de Wildegg.

Mais si le mal est accompagné de tuberculose, d'albuminurie, d'accès de fièvre qui ont déjà affaibli l'individu, on n'ose pas attendre des miracles.

Voici quelques faits à l'appui de nos assertions; le nombre en est infini.

S., jeune homme de 22 ans, scrofuleux, se vit subitement atteint au pied d'un affection inflammatoire (periostit. metatarsi), dont il ignorait la cause. Bien qu'un traitement convenable eût été suivi, la partie tuméfiée s'ouvrit, une sérosité purulente s'en écoula et l'ulcère n'accusait que trop la présence de la carie. La fièvre gagna le malade, ses forces s'évanouirent et, la nuit, des transpirations abondantes vinrent encore augmenter son mal.

A l'issue d'un hiver entier passé dans cet état, l'amputation était devenue imminente, mais avant d'y procéder on transporta le malade à Schinznach. Son pied présentait des tuméfactions inégales, l'humeur purulente suintait de plusieurs ouvertures fistuleuses et la fièvre, ainsi qu'une digestion dérangée, empiraient de jour en jour sa situation. Dès l'abord, il prit l'eau de la source à portions très modérées; peu à peu il lui devint possible de les augmenter, et, aux bains de courte durée, soir et matin, succédèrent aussi graduellement des bains de longue durée, à quoi furent jointes des fomentations et des injections d'eau sulfurée. Au bout de cinq semaines, l'état du malade en général ainsi que l'affection locale, avaient subi une amélioration sensible; la fièvre s'était affaiblie, les transpirations nocturnes avaient cessé, la digestion, les forces, la mine avaient repris; la diminution de l'enflure du pied et de la suppuration était également visible; cette dernière avait, en outre, une meilleure couleur, n'offrait plus de traces de sang et avait perdu sa mauvaise odeur.

Pendant l'hiver qui suivit, le malade se maintint dans cet état d'amélioration; il revint ensuite à Schinznach, y passa six semaines et se rétablit entièrement. Dès lors, sa santé a toujours été bonne et il possède le libre usage de son pied.

Une jeune personne de 16 ans, du canton de Berne, paraissant jouir d'une santé florissante, vint à Schinznach; elle avait le poignet et le métacarpe de la même main frappés de carie étendue. La source de ce mal ne pouvait guère être attribuée qu'à une disposition scrofuleuse.

L'emploi des eaux, à l'extérieur et à l'intérieur, joint à des fomentations de la partie affectée, eurent une salutaire influence sur l'état de la malade. Elle répéta la cure deux étés de suite avec un plein succès; il ne lui resta de son mal qu'une ankylose partielle de la jointure du poignet, gênant un peu les mouvements de la main.

Monsieur D. avait déjà dans sa jeunesse souffert d'ulcères scrofuleux et carieux à diverses parties du corps. Dans un âge plus avancé, des périostoses des os du métatarse se manifestèrent, lesquelles furent chaque fois guéries temporairement par l'application de sangsues, par des frictions mercurielles, par le fer rouge et surtout par l'usage répété des eaux de Schinznach.

Le mal reparut, il y a quelques années, avec un caractère plus grave; il ne put pas être vaincu; l'enflure se manifesta à différents endroits et la sonde fournit la preuve, que la carie avait attaqué plusieurs os du métatarse.

Un traitement attentif, quelque approprié aux circonstances qu'il fût, devenait dès lors impuissant à calmer la maladie. Le chirurgien ayant été consulté, jugea d'accord avec les médecins du malade, qu'avant de recourir à une opération, il fallait encore faire l'essai des eaux de Schinznach qui, les années précédentes, avaient produit de salutaires effets.

L'application très modérée, vu l'état de faiblesse du malade, de l'eau à l'intérieur et à l'extérieur, bains et douches, enlevèrent peu à peu ce que le mal offrait de plus menaçant. L'appétit et la digestion revinrent amenant à leur suite les forces du corps, une meilleure mine, la diminution graduelle de la suppuration et de l'enflure du pied, en sorte que quelques semaines après une cure de deux mois toutes les fistules se cicatrisèrent. Bien que la guérison fût assurée, le patient fit encore deux cures de trois à quatre semaines. Il a pris un certain embonpoint, retrouvé ses forces, et ses cicatrices ne se sont pas rouvertes, en outre l'usage modéré de son pied lui devient de jour en jour plus facile.

Madame de P., femme à dispositions lymphatiques prononcées, avait dans son enfance été délivrée d'éruptions eczémateuses chroniques, à Schinznach, où elle revint à l'âge de vingt ans. Elle n'avait pas encore tout à fait perdu son mal originel et, depuis plusieurs mois, on remarquait à la partie intérieure du haut de l'une des cuisses une périostose peu douloureuse, grosse comme la moitié d'un œuf de poule; un habile médecin l'avait traitée au moyen de remèdes généraux et locaux, mais sans le moindre succès.

Pleine de confiance dans la vertu de la source minérale qu'elle connaissait déjà, elle vint en boire l'eau et prendre des bains, auxquels elle joignit des douches.

Cette fois encore, un heureux résultat ne se fit pas attendre; au bout de cinq semaines à peu près, il ne restait nulle trace de la périostose.

Un garçon d'une complexion faible et un peu scrofuleuse, venu à Schinznach, par ordre de son médecin, avait depuis plusieurs mois une périostose aux deux talons; il ne marchait qu'avec peine, attendu que la pression des souliers lui causait des douleurs.

Un emploi régulier de l'eau à l'intérieur, des bains et des douches, guérit le mal au point que, lors de son départ, ce jeune homme n'éprouvait plus aucune sensation douloureuse et, dès lors, il s'est toujours bien porté.

J. H., âgé de 27 ans, légèrement scrofuleux, avait, depuis deux ans, la carie à la jointure du coude. Des douleurs continues, jointes à une longue et abondante suppuration, avaient considérablement épuisé ses forces; la jointure était passablement enflée et presque entièrement privée de son jeu, la suppuration continuait, abondante, sanieuse, infecte. Dans cet état des choses, l'eau sulfureuse devait être administrée à l'intérieur avec beaucoup de prudence, et les bains ne pouvaient être que d'une demi-heure tout au plus. Pendant les cinq semaines que dura la cure, un changement frappant eut lieu; les douleurs cessèrent, le sommeil revint, la suppuration s'amoindrit tout en perdant la mauvaise odeur, les forces reparurent avec l'appétit et la bonne mine du patient ne permit pas de douter de son acheminement vers la guérison.

Il eut un hiver passable; plusieurs fistules restèrent cicatrisées et, à l'ouverture des bains, il y revint avec une pleine confiance. A la partie supérieure du coude, en dehors, il existait encore une ouverture; la sonde y fut introduite et porta sur un os à surface inégale. La suppuration était très faible, les douleurs presque nulles. Au bout de trois à quatre semaines, la fistule ne put plus être maintenue ouverte; elle se cicatrisa sans qu'on eût pu découvrir des molécules osseuses dans le pus.

Les lésions causées par les armes à feu, les contusions etc., en tant qu'elles sont suivies d'inflammations, de suppuration, d'exfoliation, de dénudation d'organes tendineux, viennent encore former un appendice à ce chapitre.

Les plaies d'armes à feu, offrant la fracture totale ou partielle de l'os, ont le plus souvent été traitées avec succès, à Schinznach. Il va sans dire, que l'application de l'eau ne peut avoir lieu qu'en dehors de toute inflammation. Nous convenons volontiers que ces plaies, pour guérir, n'ont parfois besoin que des ressources de la nature, mais il est incontestable, que l'emploi de l'eau de Schinznach en accélère et en assure la guérison.

5. Maladies des articulations.

Pour décider si l'application des eaux de Schinznach convient à une affection quelconque, il est nécessaire avant tout de rechercher les causes, qui l'ont determinée.

L'expérience nous apprend que la carie des articulations (arthrocace) peut résulter d'affections rhumatismales, de dyscrasies scrofuleuses, arthritiques, syphilitiques, aussi bien, enfin, que d'influences extérieures. Les maladies des articulations sont une des manifestations les plus fréquentes de la diathèse scrofuleuse; elles en sont, en même temps, la forme la plus grave, et il ne saurait exister de doute sur la nature scrofuleuse d'une arthropathie, que dans le cas où celle-ci apparaît comme manifestation locale unique de cette dyscrasie.

Le plus grand nombre des personnes atteintes de ce mal sont scrofuleuses et elles ont, pour la plupart, déjà subi toutes sortes de formes d'affections scrofuleuses, quand il vient à se fixer aux articulations. Ce n'est que dans le plus petit nombre de cas qu'il est le résultat de l'influence d'agents extérieurs.

Ce n'est pas dans les premières phases de cette maladie que l'eau thermale de Schinznach peut lui être appliquée; il faut avant tout, et nécessairement, supprimer l'inflammation, remonter aux causes et les combattre, faire rétrograder la déviation commencée de l'articulation par l'excitation d'une vigoureuse contraction des muscles, faire cesser les exsudations internes et externes de l'articulation à l'aide de résorptions et, en général, faire concourir les forces vitales du malade vers le but qu'on se propose, vers la guérison. Quand on aura, autant que faire se peut, satisfait à toutes ces conditions et pourvu que le malade ne soit pas trop débilité, par l'abondance de la suppuration par exemple, l'emploi de la source de Schinznach aura une influence avantageuse et d'autant plus décisive qu'il s'agira d'augmenter l'activité de la peau pour éliminer des perturbations sympathiques des articulations.

Selon que les circonstances l'exigent, il faut seconder la cure par des fomentations, des douches tièdes, des injections douces, par des remèdes fortifiants (quand il y a prostration des forces physiques), tels que des ferrugineux, des viandes, du quinquina, de la quinine etc. Quand le mal avait un principe scrofuleux, j'ai souvent fait usage, et cela avec beaucoup de succès, de l'eau iodurée de Wildegg, combinée avec l'eau sulfureuse de Schinznach.

L'utilité des bains tièdes et particulièrement des théiothermes dans les affections arthritiques, rhumatismales, et scrofuleuses, dans les éruptions cutanées et les altérations dyscrasiques des humeurs, est trop généralement connue pour qu'il soit besoin d'en faire ici un éloge particulier.

Entre les heureux effets obtenus dans les cas de coxalgie, d'omalgie, d'anconarthrocace, de gonarthrocace, de tumeur blanche, de paedarthrocace, de spondylarthrocace etc. etc., nous ne citerons que les suivants.

Une homme de 25 ans, non marié, à la taille élancée et d'une constitution affaissée, avait, depuis 7 mois environ, une arthrocace parvenu à son troisième degré, au coude du bras droit. Toute la jointure était fortement gonflée et, de plusieurs abcès ouverts à la partie extérieure du bras suintait une humeur copieuse, d'un roux verdâtre, répandant une mauvaise odeur. Le bras était raidi en ligne presque droite, les environs de la jointure très-sensibles au toucher, et cette dernière, à peu près privée de son jeu, offrait dans sa partie inférieure, une enflure œdémateuse. La sonde indiquait plusieurs endroits carieux et le patient, par suite de la suppuration et des douleurs, était dans un état fiévreux et fort amaigri.

Deux bains par jour, un le soir, l'autre le matin, des fomentations d'eau sulfureuse, et dans le bain même l'arrosement de la partie affectée, une nourriture animale, améliorèrent insensiblement l'état du malade; l'enflure diminua, le pus s'amenda, prit une teinte jaunâtre, devint moins abondant et le bras détendu put être ramené et maintenu dans une situation rectangulaire.

Au bout d'une cure de 6 semaines, le malade quitta les bains, n'ayant qu'une légère enflure au coude; la suppuration était faible et une seule partie de l'os offrait des rugosités.

Quelques semaines après son retour chez lui, toutes ses fistules se cicatrisèrent et il put faire usage de son bras ankylosé, auquel il avait longtemps renoncé. Au bout de 4 ans, pendant lesquels il jouit d'une bonne santé, des abcès scrofuleux lui vinrent à la partie inférieure de la cuisse; il fit une seconde cure à Schinznach et fut délivré de son mal.

Une jeune fille de 18 ans, bien faite, non encore réglée, quelque peu scrofuleuse, souffrait depuis 5 mois d'une inflammation à la jointure du genou, provenant, croyait-elle, de la fatigue et de l'humidité qu'elle avait essuyées pendant une marche dans un chemin raboteux.

Son médecin combattit cette inflammation, qui était accompagnée d'une enflure assez forte, à l'aide de sangsues, de vésicatoires etc.; il administra à la malade l'iodure de sodium et plus tard l'huile de foie de morue; tout fut inutile et la jeune personne vint à Schinznach passablement amaigrie et faible. L'enflure du genou était toujours la même, mais une contraction considérable s'y était formée, en sorte que, soit à cause de cette circonstance, soit à cause de la raideur de l'articulation, toute tentative de marcher était devenue impossible.

La malade prit des bains tièdes, des douches en arrosoir et but de l'eau sulfureuse conjointement avec de l'eau iodurée de Wildegg qu'elle supportait bien, à faibles doses. Peu à peu l'irritabilité et l'enflure diminuèrent au point que, pendant la durée du bain, la jambe pouvait s'étendre; hors du bain elle reprenait à des degrés de plus en plus faibles sa courbure primitive. Des exsudations séreuses aux deux côtés du genou furent sensiblement diminuées au moyen de la teinture d'iode, appliquée avec un pinceau.

Ce traitement améliorant à la fois et l'état des fonctions organiques et la maladie locale, il fut bientôt possible à la malade d'étendre entièrement la jambe, attendu que les douleurs avaient presque entièrement disparu; elle ne pouvait pas encore marcher, mais elle quitta les bains avec l'espoir fondé d'une entière guérison. Nous en reçumes des nouvelles très-favorables et elle ne tarda pas à recouvrer une santé parfaite.

La source thermale de Schinznach a des effets puissants et salutaires aussi dans les maladies des articulations provenant de rhumatismes chroniques ou de la goutte.

3. Chlorose et menstruation vicieuse.

Les jeunes personnes parvenues à l'âge de puberté sont plus particulièrement sujettes à ces affections. Par suite d'une sanguification anormale, les proportions du sérum excèdent celles des globules sanguins et de la fibrine, laquelle se rapproche plutôt de la glaire et se trouve privée de sa vertu potentielle; de là: perturbations de la circulation du sang, décoloration de la peau, faiblesse extrême du système musculaire — chlorose.

Cette maladie est ordinairement accompagnée d'une menstruation vicieuse qui, en général, peut être considérée comme une manifestation extérieure de l'état de la reproduction et de ces rapports au système sexuel; d'où vient que, lorsqu'il y a des perturbations, elles se reproduisent plus ou moins dans les fonctions menstruelles, tout comme celles-ci agissent énergiquement sur les accidents physiologiques et pathologiques de l'organisme du corps.

Une menstruation vicieuse n'est que rarement traitée isolément, mais, dans le plus grand nombre de cas, comme un symptôme accompagnant d'autres maladies.

Dans les cas de chlorose, ou quand le flux menstruel est soit faible soit nul, les systèmes vasculaire, nerveux et de reproduction offrent des symptômes, qui indiquent que ces maladies peuvent être traitées à Schinznach, particulièrement lorsqu'elles ont pour principe l'épuisement, la cachexie, la dyscrasie, ainsi que les scrofules, qui gênent le développement corporel.

On a presque toujours employé avec succès l'eau de Schinznach contre la chlorose, quand elle était primaire ou qu'elle provenait de fortes pertes de sang, qu'il y avait torpeur extraordinaire et atonie des organes sexuels.

Les jeunes personnes, aux pâles couleurs, sujettes aux palpitations du cœur et dont le flux menstruel est peu abondant, trouvent ordinairement du soulagement et souvent leur guérison à Schinznach, dont l'eau favorise l'écoulement menstruel.

Son usage un peu prolongé guérit très-souvent les douleurs, les crampes, ainsi que les coliques dites menstruelles qui se manifestent pendant la durée des règles.

Une jeune personne de 16 ans, délicate et frêle, frappée à la fois de dysménorrhée et de chlorose bien caractérisée, se soumit à la cure de Schinznach. L'emploi de l'eau à l'intérieur, des bains d'une demi-heure, des douches en arrosoir surtout, eurent bientôt régularisé les fonctions et procuré du soulagement à la malade. Le sang reprit son cours naturel; les palpitations se ralentirent et, peu de temps après la cure, le teint blafard de la jeune personne fut remplacé par les couleurs vermeilles de la santé.

Une autre demoiselle de 17 ans, svelte, élancée et très-scrofuleuse (plusieurs personnes de sa famille étaient mortes de tubercules au poumon), fut amenée à Schinznach, dans un état assez inquiétant, pour y tenir compagnie à une vieille parente. La rétention des règles et une chlorose invétérée minaient depuis longtemps ses forces d'une manière alarmante. Plusieurs fois déjà, les souffrances qui la dévoraient avaient été suspendues par les traitements ordinaires, mais les rechutes avaient toujours été promptes. On lui conseilla de faire l'essai de l'eau de Schinznach et elle y consentit. Dès l'abord l'affluence violente du sang vers la poitrine ne lui permit pas de prendre un bain entier et elle n'en prit qu'un demi par jour et but de l'eau sulfureuse. Dès la seconde semaine, nous eûmes le plaisir de remarquer en elle une notable amélioration et, au bout d'un mois de séjour aux bains elle les quitta remarquablement soulagée.

Nous avons appris plus tard, que depuis son départ le flux menstruel s'était réglé, que les spasmes, qui l'accompagnaient précédemment, avaient cessé, et que l'état de santé était des plus satisfaisants.

4. Maladies des membranes muqueuses, catarrhes chroniques.

Les muqueuses représentent la délimination intérieure du corps. Elles montrent dans leur composition une certaine conformité avec la peau extérieure qui enferme le corps extérieurement. Aussi bien que celle-là elles sont en relation continuelle avec le monde ambiant, et pour cette raison elles se trouvent également exposées à une infinité d'influences nuisibles et à autant d'affections maladives... Même on peut dire qu'il n'y a guère une maladie grave du corps, où les muqueuses ne soient intéressées en premier lieu. Les affections maladives elles-mêmes portent le cachet de certains rapports de constitution et de certaines dyscrasies.

Nous allons considérer d'abord les inflammations chroniques des muqueuses, connues sous le nom de catarrhes.

Elles ont leur origine soit dans les catarrhes aigus, soit dans d'autres maladies chroniques qui les produisent peu à peu. Alors les muqueuses montrent par places une couleur rouge foncé, des vaisseaux élargis, des épaississements, des renflements, des inégalités, des granulations. Leur épithélium se trouve tantôt épaissi, tantôt détaché. Avec cela elles sécrètent en des quantités tantôt plus grandes, tantôt plus petites, une mucosité grisâtre, visqueuse, filante, qui approche souvent de l'apparence du pus. Ces affections chroniques, quand elles durent longtemps, amènent des infiltrations, des endurcissements, des dilatations et des suppurations. Suivant le degré d'intensité elles peuvent produire des perturbations légères et passagères, ou bien des ébranlements fort sérieux de la constitution et des forces; elles sont portées à récidiver et en général elles comptent parmi les maladies les plus fréquentes et les plus tenaces.

C'est aux médecins français qu'appartient le mérite d'avoir introduit l'emploi de certaines eaux sulfureuses dans la thérapie des catarrhes chroniques. Si déjà en 1703 on trouve dans des écrits médicaux sur Schinznach „l'engorgement de la poitrine et les vieux catarrhes" parmi les indications principales, c'est dans les derniers temps seulement qu'on a reconnu leur importance à cet égard. Le nombre des malades qui viennent à Schinznach à cause de catarrhes chroniques augmente d'année en année. Ils y trouvent la guérison ou une amélioration de leur état, quand même la position de Schinznach n'offre pas l'élévation que certains balnéologues veulent substituer à l'action curative des eaux minérales.

A côté des applications locales de l'eau, telles que les permettent ou exigent les organes atteints, comme inhalations, gargarismes, injections, douches, on a aussi égard à l'emploi interne de l'eau. L'usage des bains entiers n'est pas non plus négligé, là ou il s'agit de fortifier l'innervation, l'action de la peau, de guérir des maladies de peau simultanées ou de favoriser la circulation périphérique.

Coryza chronique, ozæna.

L'hyperémie chronique se déclare insensiblement dans la partie de devant ou de derrière de la cavité du nez. Elle est suivie du gonflement de la muqueuse avec une sécrétion continue, ou qui s'interrompt de temps en temps, de mucosités quelquefois desséchant en croûtes. Souvent cette affection s'arrête là et peut être guéri par un traitement convenable. Mais s'il y a dyscrasie scrofuleuse ou syphilitique, l'ulcération pénètre plus profondément; elle peut même attaquer, constamment cachée sous des croûtes, et détruire des cartilages et dès os (ozæna).

En tout cela le malade ne ressent point de douleurs; tout au plus a-t-il le sentiment continuel d'avoir le nez bouché. Par contre lui et ceux qui l'entourent souffrent de la mauvaise odeur répandue par les ulcères. Ceux-ci sont plus tenaces et plus malins quand leur siège se trouve dans les choanes, que quand ils sont placés dans la partie antérieure de la cavité du nez. Pour des cas moins graves on obtient ordinairement des succès assez faciles; tandis que des affections compliquées et d'ancienne date traînent souvent des années et ne cèdent qu'aux efforts réunis et conséquents du médecin et du malade.

L'ozæna s'attaque presque toujours à des individus d'un âge peu avancé. Elle est toujours basée, à ce qu'il semble, sur une affection scrofuleuse. C'est à quoi le traitement extérieur et intérieur doit se rapporter. Ordinairement nous faisons boire de l'eau iodurée et prendre des bains de courte durée, pour relever l'état général. Mais ce que nous avons surtout et constamment trouvé efficace, ce sont les applications topiques de l'eau sulfureuse, les douches dans le nez régulièrement suivies etc.

Nous avons constaté des succès très-favorables de douches nasales dans le *catarrhe nasal* chronique, appelé

catarrhe sec, mais surtout dans l'*ozène,* dont la sécrétion
puante diminue vite, on disparaît tout à fait. Mais on
ne saurait nier que ce mal constitutionel ne revienne peu
à peu, lors même que, après une cure, tous les symptômes objectifs avaient disparu ; à moins qu'on ne continue chez soi d'une manière suivie des douches nasales
d'eau sulfureuses ou d'une solution d'acide carbolique.

Catarrhe chronique du larynx et des bronches.

Dans le catarrhe du larynx les malades ont le sentiment de sécheresse ou même d'ardeurs dans le larynx.
Ils expectorent et ils ont une petite toux, sans beaucoup
de sécrétion ; la voix est couverte, elle tourne facilement ;
le chant est impossible ou du moins rendu fort difficile ;
en respirant des bruits sifflants se font entendre dans le
larynx ; il peut se produire des dyspnées et même des
perturbations de l'état général de la santé.

Si l'on emploie le laryngoscope, on aperçoit le cou-
vercle du larynx et le larynx lui-même qui sont rougis
et gonflés ; les cordes vocales sont tantôt blanches, tantôt
rouge-jaunâtre, tantôt épaissies et lentes dans leur mouvements. Dans des cas plus graves on observe même des
ulcères sur la surface affectée.

Si cette affection se propage plus loin et gagne les
bronches, la toux et la sécrétion augmentent, de sorte
que dans l'auscultation on entend ordinairement un son de
crécelle prolongé, humide, à grosses et à petites bulles.
Cet état se montrant fort tenace et traînant fort en longueur, on le confond souvent avec la phthisie et on —
la guérit.

Pour augmenter l'activité de la peau et pour relever
l'état général, nous n'employons les bains que fort modérément, mais nous faisons boire et respirer l'eau sul-

fureuse avec d'autant plus de suite, selon l'âge, la constitution et les forces du patient.

Les observations favorables que nous avons faites depuis 10 ans sur l'effet des inhalations et que nous avons souvent contrôlées à l'aide du laryngoscope, nous engagent à modifier en faveur de l'efficacité des inhalations le jugement incertain émis par nous précédemment.

Il est établi en médecine comme en technique que le soufre est délétère pour les champignons et les animalcules microscopiques. Il n'est pas moins bien constaté que des bactères se développent et entretiennent la maladie sur les membranes muqueuses du gosier et des bronches aussi facilement que sur les surfaces purulentes d'autres organes, lorsque ces membranes sont malades et sécrètent d'une manière excessive. Le gaz sulfhydrique inhalé et le soufre qui s'en dégage agissent comme désinfectant antibactériel d'une part, tandis que d'autre part l'eau sert de dissolvant aux mucosités et les sels qu'elle contient en dissolution sont des astringents pour la membrane muqueuse relachée. C'est ainsi que s'opère la guérison de ces catarrhes opiniâtres du larynx et des bronches.

Pour conclure, si nous résumons les effets de la thérapie inhalatoire, nous lui revendiquons en principe les avantages du traitement au natron benzoïque tels qu'ils ont été reconnus dans ces derniers temps. Il faut les chercher avant tout dans la destruction des bactères spécifiques et dans l'effet mécanique des inhalations. Celles-ci préviennent l'épaississement maladif des sécrétions, la poussière d'eau les liquéfiant et empêchant probablement leur coagulation. En outre l'aspiration et la respiration profonde, soit des accès de toux qui s'ensuivent, semblent tout à fait propres à dilater les vésicules des poumons et à combattre leur compression par des matières tuberculeuses interalvéolaires. L'état catarrhal s'améliore in-stantanément et se guérit ensuite entièrement par l'effet des expectorations abondantes provoquées par les inhala-tions, lesquelles tendent à éloigner des conduits respira-toires les crachements irritants. Ainsi on supprime un des excitants qui causent la toux incessante. On ne peut pas assez estimer combien il est important d'éviter ou du moins d'amoindrir par là toutes les conséquences fâcheuses pour la digestion et l'auto-infection qui résultent de la déglutition des crachats.*

Emphysème des poumons.

A la suite d'une disposition innée, d'efforts violents des poumons pendant des catarrhes, à la suite de la co-queluche etc. etc., il se forme dans les poumons des dila-tations de cellules, qui se remplissent d'air et qui exer-cent ensuite une pression sur la substance pulmonaire saine. Il en résulte facilement des catarrhes, des dys-pnées et surtout de préférence des accès d'asthme qui se répètent de temps en temps d'une manière très-gênante et qui ne cessent ordinairement qu'après l'évacuation des mucosités par la toux et par des efforts pour vomir. Cette affection se rencontre à tout âge, mais ordinaire-ment ce n'est que dans un âge plus avancé qu'elle gagne en intensité.

Déjà le professeur Zwinger dans sa publication de 1763 range l'asthme humide par opposition à l'asthme nerveux, parmi les maladies qui trouvent de l'amélioration à Schinznach „in catarrhis frigidis, tussi, asthmate humorali et aliis ejusdem originis".

En effet nos bains sont toujours fréquentés par des asthmatiques qui, eux-mêmes, sont frappés de l'agrément

---

* Rokitansky, Wien. med. Pr. 1879.

et du soulagement qu'ils éprouvent en entrant dans les cabinets de bain et encore davantage après y avoir séjourné quelque temps. Je n'oserais décider, si c'est l'air humide, sa chaleur, la propriété de l'acide carbonique qui porte à l'anesthésie, qui stimule les alvéoles pulmonaires relâchées, ou bien l'hydrogène sulfuré agissant sur les muqueuses ou leurs nerfs; je me contente de renvoyer ici à ce que j'ai dit des rapports qui existent entre les maladies de la peau et les affections de la muqueuse. Le fait est que les accès asthmatiques diminuent fort considérablement et que les hivers si redoutés se supportent plus facilement.

Disposition au catarrhe pectoral dans l'enfance.

La médecine des temps modernes s'est donné avec raison ;la tâche non seulement de guérir les maladies, mais surtout de les prévenir. C'est ainsi qu'on voit tous les ans à Schinznach un certain nombre d'enfants qui par suite de faiblesse générale, de sensibilité de la peau, après la rougeole, la fièvre scarlatine, la coqueluche et d'autres maladies, étaient disposés, même par des changements de température peu considérables, à des refroidissements, à la toux, au catarrhe, à la bronchite, au faux-croup. Les médecins de ville connaissent mieux ces natures que les médecins de campagne : c'est le pain quotidien du médecin, mais bien souvent aussi son trouble-nuit. Ce sont des enfants à la peau pâle, lâche, ordinairement humide au toucher, qui pendant l'hiver étaient confinés dans la chambre par la maladie et qui pendant l'été, soit par méticulosité excessive des mères, soit en suite d'autres circonstances défavorables, sont privés du bienfait du grand air, et deviennent ainsi de véritables plantes de serre chaude; qui, finalement, sont exposés à tout ce que l'air renfermé de la chambre a de nuisible. Si du côté des parents il y a en outre des prédispositions fatales, la chose devient encore plus grave et il faudrait prendre des précautions sérieuses pour détruire de telles dispositions déjà dans ces jeunes constitutions.

Je dois insister fortement sur la haute importance des thermes de Schinznach pour cette catégorie de malades. Je fais prendre à ces enfants, ordinairement tous les jours, des bains d'une durée plus ou moins longue et des douches en pluie tiède, puis, si la digestion est en règle, boire de l'eau de Schinznach ou de Wildegg, suivant la disposition catarrhale ou scrofuleuse qui prédomine. Schinznach à certaines époques paraît un véritable bain d'enfants, les petits passent pour ainsi dire toute la journée à jouer au grand air qu'on y sait être très-doux et abrité du vent.

Ensuite, par une cure bien dirigée, la peau est innervée, fortifiée; la disposition à la sueur cesse, ordinairement la disposition à la toux continuelle et au rhume, à la fièvre et aux catarrhes disparaît également; la nutrition et la constitution sont améliorées.

Catarrhe chronique du pharynx, pharyngite granuleuse.

Il a toujours son siège à la paroi de derrière du pharynx, mais il s'étend aussi sur la luette et sur les voiles du palais. Ces parties sont rougies et présentent des granulations plus ou moins nombreuses. Les malades se plaignent d'un sentiment de sécheresse dans le gosier; ils ressentent de la peine à avaler, surtout quand ils commencent à manger; leur voix se fatigue facilement; elle est souvent couverte et enrouée.

Les catarrhes du pharynx sont une maladie peu dangereuse, mais qui est importante à cause de sa fréquence et parce que souvent ils simulent des affections plus graves. Les granulations bien connues produisent souvent une sécrétion abondante et même purulente, qui non seulement peut inquiéter le malade, mais quelquefois même tromper le médecin. En effet quelques fibres du nervus vagus s'étendent à la muqueuse du gosier, qui dans son état malade est très-sensible et occasionne facilement, par voie de réflexion, soit la toux, soit même des difficultés d'avaler. L'emploi des gargarismes et des inhalations, soutenu souvent par le traitement médical avec le pinceau, amène ordinairement une amélioration rapide.

Catarrhe chronique de l'estomac.

La digestion se fait imparfaitement, lentement et difficilement. Les malades manquent d'appétit, après les repas ils ont un sentiment de réplétion dans le creux de l'estomac, des flatulences, des rapports et même des vomissements, surtout le matin. La langue est presque toujours couverte, et le gout visqueux. Les constipations alternent avec les diarrhées. Le malaise produit une certaine altération d'humeur.

Les causes sont entre autres l'intempérance en mangeant, en buvant et en fumant, des affections d'estomac aiguës qui ont précédé, du manque d'énergie ou de la faiblesse dans l'appareil de digestion.

Si un régime de cure est indiqué, c'est ici le cas: il faut éviter tous mets aigres, épicés, lourds; ce qui est surtout utile, c'est le mouvement et le séjour dans le grand air. Quand il y a constipation, nous faisons prendre des lavements d'eau sulfureuse, ou boire des eaux minérales doucement purgatives. A l'intérieur comme sous forme de bains, l'eau sulfureuse, surtout au commencement de la cure, ne doit s'employer que modérément, tandis que les douches nous ont toujours rendu d'excellents services pour activer la peau.

Catarrhe chronique de l'intestin.

Il paraît que cette affection accompagne régulièrement le catarrhe d'estomac. Elle se manifeste par un gargouillement continuel dans les boyaux et par le penchant à la diarrhée. Elle dure quelquefois très-longtemps et elle entraîne alors une faiblesse générale.

La cure de boisson doit être modérée; des bains chauds de courte durée suivis de frottements énergiques et de la chaleur du lit ont toujours été employés avec succès.

Nous mentionnerons ici la disposition vermiculaire, parce qu'elle se rattache aux affections des muqueuses des intestins. Il y eut un temps où l'on venait souvent faire la cure à Schinznach pour cette maladie.

Mais depuis qu'on possède des moyens spécifiques pour chasser les lombrics et le ver solitaire, on ne vient plus à Schinznach excepté pour les ascarides. Ceux-ci, logés dans le rectum, savent mieux se soustraire aux attaques directes, et de plus ils sont inhérents à certaines natures, comme disposition héréditaire, de sorte que dans la pratique privée on n'en vient jamais à bout.

Catarrhe chronique des muqueuses des parties génitales, leucorrhée.

Les causes de cette affection sont extrèmement nombreuses: constitution lymphatique, scrofules, atonie générale, disposition à des maladies de muqueuses, vie sédentaire, couches, maladies des organes voisins.

Quand il y a suppuration et sécrétion copieuses, les patientes dépérissent; elles ont un air souffrant particulier; elles éprouvent de la lassitude, de la faiblesse; leur abdomen se gonfle avec des douleurs semblables à des coliques; elle sont stériles.

Les causes pour la plupart étant de nature générale, le traitement doit s'y rapporter et tâcher de relever les forces et de n'arriver qu'en second lieu à des applications locales, à des bains locaux au moyen du spéculum de bain, à d'autres injections et à des douches ascendantes.

Le contingent de ces malades est assez considérable; le résultat du traitement est généralement favorable, mais à la vérité pas toujours durable, parce que très-souvent les causes qui ont occasionné le mal, recommencent encore après la cure.

Une jeune fille de 18 ans, de complexion délicate et lymphatique, souffrait depuis plusieurs mois d'un dérangement menstruel et d'un flux abondant de leucorrhée.

Un changement des plus heureux ne tarda pas à être produit par l'emploi de l'eau de Schinznach, à l'intérieur et à l'extérieur, combiné avec des douches en arrosoir, lesquelles régularisèrent les fonctions de la peau.

Les forces et la gaîté reparurent; les pertes muqueuses diminuèrent; le flux menstruel se régla et les lèvres de la malade reprirent leur couleur vermeille, signe assuré du rétablissement de la santé.

Une femme de 32 ans, blonde et frêle, mère de trois enfants, accouchée depuis six mois, avait l'estomac affaibli, digérait mal, était frappée d'une faiblesse générale et souffrait extrêmement d'une leucorrhée abondante parfois mêlée de sang, d'un vert tirant sur le jaune et accompagnée de douleurs violentes.

Son médecin, qui avait tout essayé pour la guérir, lui conseilla les bains de Schinznach et elle s'y rendit, bien qu'elle n'espérât pas y trouver du soulagement à sa maladie.

Elle but l'eau sulfureuse, prit deux bains tièdes par jour et fit en outre des injections d'eau minérale au vagin.

En peu de temps, les fonctions de l'appareil alimentaire furent réglées et fortifiées; les sécrétions et les excrétions revinrent à leur état normal; l'écoulement diminua, prit une teinte et une consistance meilleures et les traces de sang disparurent.

Au bout de 33 jours la malade quitta les bains débarrassée de ses maux, et nous avons appris depuis que son rétablissement n'avait pas été éphémère.

5. Pléthore.

Il faut le concours de différentes circonstances pour produire cet état qu'on appelle ordinairement pléthore. Avant tout c'est la constitution elle-même, la disposition à la constipation, à des maladies du cœur et du foie; il faut y ajouter une nourriture trop abondante, jointe à une vie sédentaire, l'usage de spiritueux, la présence d'hémorrhoïdes ou de la goutte. Mais toutes ces causes s'enchaînent si bien mutuellement que pour la plupart des cas il est impossible de savoir, quelle a été la cause primitive.

Une richesse de sang extraordinaire se manifeste par une distribution inégale surtout sur les poumons, le foie et la rate. Le corps tend à engraisser; il grossit outre mesure; d'abord il y a de légers désordres; peu à peu surviennent des perturbations maladives: stagnations veineuses, dérangements des fonctions digestives, constipations, flatulences, hémorrhoïdes, varices, accès asthmatiques, gonflements du foie, douleurs de reins, crampes, malaise hypocondriaque.

La constipation habituelle

est une des suites ordinaire de la pléthore abdominale. L'âge mûr, un genre de vie sédentaire, une nourriture copieuse, le manque d'énergie et l'atonie du conduit intestinal, voilà les causes qui, jointes à l'écoulement lent de la bile et à la congestion veineuse de l'abdomen, causent cet état qui amène à sa suite un grand nombre d'incommodités, telles que la lourdeur des membres, la lassitude, une humeur chagrine etc.

Une cure composée de douches, de bains fortifiants, et de lavements réguliers pour tenir le ventre libre, produit toujours un bon résultat.

Affection hémorrhoïdale.

Quand à la suite des circonstances et des maladies mentionnées le sang s'accumule dans les organes du bassin et que son reflux se trouve arrêté, on voit se produire cet état qu'on a appelé hémorrhoïdes.

Des congestions cérébrales, le vertige, la dyspepsie, des palpitations du cœur, la mauvaise humeur, voilà les symptômes précurseurs. Ils sont suivis de l'évacuation de sang, proprement dite hémorrhoïdale, qui provient du rectum et qui procure un soulagement temporaire, jusqu'à ce que le même état revienne plus ou moins périodiquement.

Il y a longtemps que l'action favorable des thermes sulfureux sur les hémorrhoïdes est connue. Quant à la

manière dont cette action s'exerce, on en sait beaucoup
moins. Le fait est que les extrémités variqueuses perdent
considérablement de leur volume pendant la cure, soit
que les veines relâchées reprennent du ton, soit que les
influences dont nous avons parlé dans la partie générale
se fassent valoir.

Les affections chroniques du foie

sont très fréquentes. Leurs causes sont multiples; très-
souvent elles sont en rapport intime avec la pléthore qui
donne occasion à l'hyperémie, et à la stagnation de l'é-
coulement du sang et de la bile. Le mal se manifeste par
le gonflement et par l'endurcissement du foie, par un sentiment de lourdeur, par une douleur obtuse dans la région
du foie, par une sécrétion anormale de bile. L'affection,
dont la guérison est très-lente, est souvent accompagnée
d'altérations constitutionnelles.

Si la cure commence avant que ces altérations se
soient faites, on réussit généralement à ramener le foie à
son état normal. Nous avons déjà dit, que la bile pendant la cure d'eau se sécrète plus largement; l'action des
bains ne paraît pas moins stimulante. Nous avons souvent
constaté, au moyen de la percussion, une diminution considérable du volume du foie déjà pendant la cure.

La goutte

s'y rattache très-naturellement, parce qu'il n'est pas rare
de la voir se présenter en même temps que la pléthore
avec laquelle elle a en commun plusieurs symptômes. Sa
nature intime n'est pas encore bien connue, quoiqu'on ait
trouvé dans le sang de personnes affectées de ce mal une
augmentation considérable de l'acide urique. Extérieurement l'affection se manifeste par des perturbations de la

digestion et de la sécrétion de l'urine, de plus par le gonflement et par des douleurs dans les articulations. Nous ne saurions dire, si l'acide urique du sang est éliminé par les carbonates de potasse, ou si l'activité maladive des nerfs qui produit cet acide urique, se **trouve** ramenée à son état normal par les bains, mais ce qui **ne** saurait faire doute, c'est que les personnes affectées de cette maladie aiment toujours à reprendre le chemin de nos thermes.

6. Syphilis.

L'affection syphilitique passée dans la constitution n'est guérie, dans les conditions ordinaires, par aucune eau minérale. Il faut de tout autres traitements pour anéantir le virus. Mais toutes les constitutions ne supportent pas également bien ces médicaments énergiques; il y en a qui sont vivement attaquées, quelquefois même profondément ébranlées. Les scrofules, la goutte héréditaire et la tuberculose paraissent surtout contribuer à cette dyscrasie syphilitique. Celle-ci, si elle a déjà subsisté longtemps, résiste aux traitements ordinaires et l'on dirait que le corps a complètement perdu sa receptibilité pour des médicaments.

C'est surtout dans ces cas que l'usage intérieur et extérieur des thermes sulfureux produit le plus souvent d'excellents effets. Quand même il y a certains symptômes syphilitiques qui ne disparaissent point, mais prouvent par leur persistance que la dyscrasie continue, un traitement convenable en viendra ensuite à bout. Si ce traitement commence déjà pendant la cure, nous ordonnons ordinairement l'eau iodurée de Wildegg, si c'est plus tard, on s'en tiendra à de légers médicaments d'iode ou de mercure, soit à la décoction de Zittmann, soit aux frictions mercurielles.

Quand il y a certains accidents pendant la période dite tertiaire, tels que les ozoenas, les ulcérations de la peau, du tissu cellulaire, des glandes ou des os, la périostite chronique, les douleurs dans les articulations, incidents qui s'améliorent pendant l'usage des thermes sulfureux ou qui même guérissent à mesure que l'état général se relève, alors on suppose que l'affection a principalement consisté en une dyscrasie mercurielle qui est guérie par le soufre de la même manière que certaines maladies causées par le plomb ou par l'arsénic.

Mais il se présente d'autres cas, où des symptômes syphilitiques en apparence peu importants et à peine remarqués empirent pendant la cure, soit même où les symptômes d'une dyscrasie syphilitique qu'on croyait guérie depuis longtemps, reparaissent de nouveau. Par des observations nombreuses de cette espèce on a été amené à supposer qu'il y a dans les thermes sulfureux une propriété particulière à faire reparaître les affections syphilitiques latentes.

Il n'y a guère de point dans la syphilidologie, sur lequel les opinions aient autant varié, dans le temps, que précisément le contenu de cette thèse. Les médecins des bains sulfureux de tous les temps ont prétendu que l'on fait reparaître la syphilis latente par des cures d'eau sulfurée. Des médecins cliniques de premier rang approuvent cette opinion et envoient leur contingent de ces malades aux thermes sulfureux. D'un autre côté il y a des hommes de science qui nient les faits.

La solution de la question doit se trouver en rapport intime avec celle de l'action des eaux sulfurées sur les *maladies métalliques*, question qui n'est pas encore exempte de doutes, mais qui, en général, est assez avancée pour que le traitement des maladies aux thermes sulfureux passe pour convenable. A la vérité la güérison ne se fait pas par la combinaison des métaux avec le soufre, comme on était porté à croire, mais plutôt par l'augmentation de la transformation des matières, les combinaisons albumineuses des métaux dans le corps étant dissoutes; puis leurs produits, de même que de nouvelles combinaisons connues, étant éliminés par les organes affectés à ce service.

Il y a longtemps qu'on sait que l'usage intérieur des eaux sulfurées agit puissamment sur la rate et le foie, que ces organes grossis par des maladies, diminuent sensiblement de volume à la suite de cette cure; qu'en continuant celle-ci on doit s'attendre à voir se produire un état anémique et, dans des conditions favorables de nutrition, à voir diminuer le poids du corps. Moi-même j'ai fait des pesages* qui ont constaté ce fait. De même j'ai souvent observé la réapparition des symptômes syphilitiques et je me la suis expliquée en supposant que, par la stimulation considérable de la transformation des matières sous l'effet des cures thermales, ces formations de cellules fines et fibreuses (que l'anatomie pathologique a découvertes dans le cerveau, les poumons, les reins, le cœur, les muscles et les os et qu'elle a appelées syphilomes enkystés), ces formations, dis-je, ont été mises à même de se dissoudre et de rentrer dans la circulation, pour provoquer ensuite les accidents en question.

C'est le mérite de Mr. le Dr. Güntz à Dresde d'avoir dernièrement, par une méthode d'analyse toute nouvelle,

---

* Renseignements sur les bains de Schinznach. Par le Dr. Amsler. 1878.

fourni la preuve chimique de la présence du mercure dans l'urine de personnes qui en avaient fait usage dans le temps et qui, plus tard, se soumirent au traitement avec de l'eau sulfurée. L'excrétion du mercure se fit en partie déjà le 2me jour, en partie au plus tard le 14me jour de la cure, pour durer, dans un cas particulier, jusque dans la 8me semaine après la cessation de la cure mercurielle.

„Le mercure se trouve dans le corps du malade sous forme de combinaisons albumineuses. La dissolution de l'albumine est amenée par l'influence de l'eau sulfurée et c'est ainsi que s'explique la possibilité de l'excrétion du mercure. Il y a d'abord la propriété de l'hydrogène sulfuré de soustraire au corps de l'oxygène, propriété qui favorise la solution des combinaisons albumineuses; il faut y ajouter la diminution de l'activité du cœur et de la respiration, causée par des bains salés pour restreindre encore davantage l'afflux de l'oxygène. Cette dissolution est démontrée non seulement par une anémie passagère, mais encore par la sécrétion augmentée de l'urée qui donne la mesure de la dissolution des corps albumineux."

„Comme dans l'état normal une dissolution continuelle d'albumine a lieu, qui se contrôle par les résultats essentiels dans la métamorphose des matières, tels que l'urée l'acide carbonique etc., une sécrétion augmentée de ces derniers doit donc prouver une dissolution augmentée d'albumine." Güntz a trouvé que, sous l'influence de l'eau sulfurée, la quantité de l'urée sécrétée en 24 heures, peut dépasser la quantité normale du double et davantage. Tandis que la cure d'eau sulfurée employée intérieurement favorise ainsi, d'une manière surtout chimique, la décomposition des corps albumineux, les bains salins occasionnent la dissolution augmentée d'albumine par le moyen physique des voies nerveuses."

11

„Comme il faut s'imaginer le principe syphilitique combiné avec des corps albumineux, il peut rester latent et en
repos, de sorte qu'il ne cause aucun symptôme (syphilis
latente), ou bien par la solution des corps albumineux il
peut se trouver placé dans d'autres conditions, peut se
combiner de nouveau et reproduire ses phénomènes particuliers; ou bien encore il peut se décomposer, pour
quitter enfin le corps, en partie ou totalement, comme
produit final de la transformation des matières."*

Quant à l'action en général des thermes sulfureux sur
la syphilis et sur le mercurialisme, les médecins les plus
compétents, tels que Fleckles à Karlsbad, Wetzlar et Reu-
mont à Aix-la-Chapelle, Boizeau à Viterbo, Fontan à
Bagnères de Luchon etc. se sont unanimement prononcés dans
ce sens que nous pourrons appuyer par une expérience
de 25 ans. Ainsi je n'ai pas encore vu se présenter de
salivation chez des malades qui faisaient la cure de frictions en même temps qu'une cure d'eau et de bains à
Schinznach. La stimulation puissante de la métamorphose
des matières que l'on se propose par le mercure, l'iode,
et la cure par la faim, s'obtient par la cure d'eau sulfurée d'une manière excessivement douce et qui ne nuit
pas à la constitution: quand même une certaine perte du
poids du corps en résulterait, elle se répare ensuite avec
une rapidité étonnante.

Qu'il me soit permis de résumer mes observations sur
l'action de la „cure d'eau et de bains à Schinznach" dans
les thèses suivantes:

1) Employée seule, elle ne guérit pas la syphilis con-

---

* Das Vermögen der Schwefelwasser, bei der latenten Syphilis
die Symptome der Krankheit wieder zur Erscheinung zu bringen.
Von Dr. Güntz, in Dresden. 1877.

stitutionnelle; mais elle prête un excellent secours à une cure médicale, simultanée ou subséquente.

2) La cure d'eau sulfurée guérit des restes et des états consécutifs de maladies syphilitiques, qui ne procèdent plus à proprement dire d'une base syphilitique; elle relève la constitution de personnes guéries mais affaiblies.

3) L'eau sulfurée, employée comme cure d'eau et de bains, élimine le mercure et guérit ainsi la maladie mercurielle qui reste souvent après la guérison de la syphilis.

4) Elle fait reparaître la syphilis latente, soit en stimulant la métamorphose des matières, soit en éliminant le mercure.

5) Enfin elle sert de diagnostic dans des cas douteux de syphilis, de mercurialisme, et de maladies consécutives.

Malheureusement les médecins qui pratiquent à des stations d'eau sulfurée, n'ont que trop souvent occasion d'observer les syphilophobes et les mercuriophobes. Tandis que les uns reconnaissent partout sur eux la syphilis et se ruinent par des cures toujours renouvelées, les autres détestent le mercure, et ne voient partout que mercurialisme et empoisonnement. Si des gens de cette espèce ne sont pas déjà atteints de folie proprement dite, une cure d'eau sulfurée pourra souvent les rassurer et leur ôter de vaines illusions; elle pourra aussi servir de diagnostic à leur médecin ordinaire pour le faire agir plus sûrement.

Monsieur A., âgé de trente et quelques années, pour se débarrasser d'une syphilis, avait subi plusieurs cures mercurielles qui avaient miné sa robuste constitution.

Après ce traitement, il lui était survenu un gonflement extrême de l'un des os du crâne, et il souffrait de maux de tête toujours croissants. Les plus célèbres médecins furent consultés par lui, leurs prescriptions suivies avec persévérance, mais sans le moindre succès. Le dernier de ceux qui le traitèrent, supposant que la cause de son mal pouvait bien être de nature arthritique, lui conseilla les thermes de Schinznach.

Le malade but les eaux, en prit des lavements et chaque jour un bain tiède d'une demi-heure. Ce traitement augmenta ses maux de tête à un point intolérable, surtout pendant la nuit. Les opiats ne lui procurèrent aucun soulagement.

Dans la persuasion qu'une modification de la syphilis était le principe de ce mal, au bout d'un mois de cure on administra au patient le sublimé d'après la prescription de D'Zondi, et tous les deux jours on fit à la partie malade du crâne des frictions avec de l'*onguent mercuriel*. En peu de jours les maux de tête si violents se calmèrent, et le gonflement du crâne diminua. Bientôt le sommeil, la gaîté, l'appétit revinrent, et trois semaines après, Monsieur A. était entièrement rétabli.

Deux ans plus tard je le revis; pendant tout ce temps sa santé n'avait point été altérée.

Monsieur K., homme d'une quarantaine d'années, avait été guéri d'un abcès syphilitique par un traitement local; quelque temps après, cet homme robuste et d'un caractère enjoué commença à se plaindre, perdit la santé, dépérit à vue d'œil et devint chagrin et abattu. Une prosopalgie (tic douloureux) s'était emparée de lui; elle le tourmentait surtout pendant la nuit et troublait son sommeil.

Des médecins expérimentés, reconnaissant dans son mal une syphilis latente, lui administrèrent le sublimé; puis ils le soumirent à des frictions d'*onguent mercuriel* combinées avec des bains tièdes.

En dépit de tous ces remèdes l'état du malade restait le même; les variations de la température et l'humidité de l'air aggravaient singulièrement son mal. On en vint enfin à supposer que celui-ci pourrait bien partir d'un principe goutteux, et Schinznach fut conseillé.

Le malade supporta bien les eaux, dont il fit usage à l'intérieur et à l'extérieur, mais jamais sa prosopalgie ne l'avait tant fait souffrir. Encouragé par mes conseils il se soumit, non sans avoir résisté longtemps, à une nouvelle cure mercurielle: quelques doses de sublimé le guérirent entièrement.

Madame K. avait pendant longtemps été traitée à l'hôpital; elle avait diverses parties du corps frappées de maladie, et, depuis vingt ans, le front affecté d'ulcérations chroniques. Ces ulcérations à bords relevés, calleux, bleuâtres, étaient douloureuses, et se reproduisaient sans cesse, laissant à l'endroit qu'elles quittaient une cicatrice blanchâtre. Pendant son long séjour à l'hôpital divers traitements furent essayés, entre autres le sublimé, les frictions, la décoction de Zittmann, la diète la plus rigoureuse; la maladie avait résisté à tous ces remèdes.

Madame K. fit une cure d'un mois à Schinznach, au bout de laquelle j'engageai son médecin à tenter de nouveau le traitement par le mercure.

Il suivit mon conseil, et la malade recouvra pleinement la santé.

Monsieur R., âgé de 45 ans, de robuste constitution, avait eu, avant son mariage, plusieurs maladies syphilitiques dont il s'était toujours fait traiter par le mercure. Depuis sa dernière guérison, pendant quelques années, il jouit d'une bonne santé, se maria, et eut des enfants sains et robustes.

Il y a quelques années qu'il fut atteint d'une sciatique opiniâtre qui finit par le faire boiter. Les douleurs qu'il ressentait aussi bien à la partie supérieure qu'à la partie inférieure de la cuisse, redoublaient d'intensité pendant la nuit et par les variations de la température. Il avait fréquenté plusieurs sources thermales, pris la décoction de Zittmann et le sirop de salsepareille, mais sans succès.

Il se rendit enfin à Schinznach. La source agit avec beaucoup d'énergie sur la diurèse; l'urine sécrétée pendant la nuit présentait un très-fort dépôt de phosphates; les douleurs augmentèrent; la nuit surtout elles étaient presque intolérables.

Comme je supposai à ce mal un principe syphilitique, je conseillai le sublimé combiné avec l'aconit. Le succès surpassa nos espérances; les douleurs disparurent entièrement et avec elles la claudication.

7. Rhumatismes chroniques.

La cure de Schinznach est indiquée, si l'affection rhumatismale se manifeste sans fièvre, mais avec des tiraillements et avec des douleurs déchirantes, soit même avec de la roideur dans les muscles et dans les articulations, si ces douleurs changent souvent de place, si elles sont provoquées par des changements de temps et de température, s'il n'y a pas encore de changements secondaires, des exsudations ou des gonflements, comme

p. e. dans la sciatique et dans le lumbago. Les fonctions de la peau ayant essuyé des perturbations, ou étant troublées du moins par une sensibilité excessive, par une grande faiblesse et par la disposition à des sueurs, l'eau sulfureuse dans ces cas exerce une action très-favorable, en stimulant la circulation périphérique, en augmentant l'activité de la peau, et en fortifiant le corps surtout dans un sens prophylactique.

8. Maladies des nerfs.

Nous ne saurions ne pas mentionner l'efficacité prononcée de la source sulfureuse de Schinznach dans quelques maladies des nerfs. Nous pensons que ces remarques seront d'autant mieux reçues que souvent l'art médical combat en vain ces affections.

Chorée.

Tantôt ce sont des enfants nerveux, anémiques et scrofuleux, tantôt des jeunes gens des deux sexes qui sont entrés déjà dans la période de la puberté, qui sont sujets à cette affection tenace. Ordinairement les bains ont un bon succès, si tous les autres moyens ont déjà été épuisés en vain.

Migraine.

Cette affection est surtout fréquente parmi les dames. Elle est très-pénible, parce qu'elle revient toujours, souvent à peu de jours d'intervalle. Nous n'avons point vu de guérison complète à Schinznach, mais les intervalles deviennent très-souvent plus longs, de sorte que l'état général gagne du temps pour se remettre.

Les eaux de Schinznach rendent de bons services encore dans certains cas de cardialgie et d'hépatalgie.

9. Faiblesse générale et locale.

Nos eaux agissent comme remède réparateur et fortifiant, tant dans les asthénies résultant de maladies aiguës ou chroniques que dans celles qui ont une autre cause, et dans les cas de faiblesse musculaire naturelle. Aussi cette propriété bien reconnue attire-t-elle toujours autour de notre source, pendant la saison des bains, un certain nombre d'enfants malingres, rachitiques, noués, à l'état desquels elle remédie souvent d'une manière étonnante.

On l'emploie également contre les affections analogues des articulations, et contre la raideur des muscles, à la suite de lésions traumatiques; les douches, dans ce cas, doivent être recommandées.

C. Indications contraires.

Bien que les eaux minérales sulfureuses de Schinznach soient employées avec le plus grand succès dans beaucoup de maladies, même des plus graves, elles sont loin d'offrir un remède universel; employées sans discernement et sans mesure, elles peuvent devenir aussi nuisibles.

Il va sans dire que des malades affectés d'inflammations aiguës, de carcinomes, d'hydropisies etc. ne doivent pas faire usage des eaux sulfureuses, mais on a voulu poser des indications contraires que nous ne pouvons point admettre.

C'est une habitude de vieille date et qui ne s'appuie sur aucune raison, que de ranger toutes les maladies du cœur, sans distinction aucune, parmi les indications contraires aux bains chauds, surtout aux bains riches en sels et en gaz. Il y a nombre d'années, que j'ai commencé, d'abord il est vrai en hésitant, à permettre les bains sulfurés à des personnes atteintes d'une maladie du cœur; et j'ai fait l'expérience que non seulement ces bains n'étaient point nuisibles, mais qu'ils apportaient même du soulagement à la maladie du cœur, si les bains ne dépassaient pas une certaine durée et une certaine température.

En effet, il s'entend que la stimulation de la circulation périphérique, la réplétion quoique seulement passagère des vaisseaux capillaires de la peau, doivent exercer une action décentralisante, régularisante et calmante sur l'organe central; j'ai même très-souvent observé que ces bains faisaient cesser les insomnies si importunes dans les maladies du cœur.

On mentionne souvent la gravidité parmi les indications contraires; quant à celle-ci je suis arrivé, après une expérience de beaucoup d'années, au même résultat que Mr. le Dr. Drescher*, à savoir, que „des personnes enceintes, de tout âge et à toute époque, en tenant exactement compte de chaque cas particulier, peuvent employer des bains de toutes espèces en tout temps, et doivent même en employer pour conserver leur santé."

A l'égard de l'enfance et de la vieillesse, la prudence impose l'observation de certaines règles; les forces déclinantes de l'une prescrivent des ménagements, et l'on doit se garder de provoquer une surexcitation dans l'organisme délicat de l'autre.

---

* Prager Vierteljahrsschrift 1876, II.

D. De l'emploi de l'eau minérale.

Il n'est guère possible de poser des règles générales sur l'emploi de nos eaux thermales; il doit être déterminé par la nature du mal et par l'individualité du malade.

Il est toujours très-utile que les personnes, qui se disposent à la cure, fassent écrire, par leur médecin, une description sommaire de leur maladie et du mode de traitement qu'elles ont suivi. Cela facilite au médecin des bains la connaissance exacte de la maladie dont on souffre, et de l'individualité du malade.

L'emploi des eaux se fait, soit à l'intérieur, soit à l'extérieur, soit simultanément sous ces deux modes, selon que la saison plus ou moins favorable le permet. L'été, à partir du quinze mai jusqu'à la fin du mois de septembre, est généralement regardé comme le temps le plus propice à la cure.

Toutefois comme les propriétés de nos eaux sont les mêmes dans toutes les saisons, moyennant certaines précautions, on pourrait les prendre aussi en hiver.

1. Emploi des eaux à l'intérieur.

C'est depuis bien des années que l'emploi de nos eaux à l'intérieur est devenu général; cependant il y a des cas où leur odeur et leur goût assez désagréables n'en permettent l'usage qu'à l'extérieur; alors, pour l'usage intérieur, on fait choix d'une autre eau minérale ayant des propriétés analogues.

Le matin est le temps le plus convenable pour prendre l'eau minérale. Il faut la boire à jeun, à la source même, quand le temps le permet, et faire un exercice modéré. Dans tous les cas, elle doit être bue à sa sortie de la source, avant que ses parties gazeuses soient évaporées. Chaque jour, la dose en doit être réglée, car c'est moins de la quantité d'eau que de sa juste mesure et de l'opportunité de son emploi que dépend le succès. On commence ordinairement par de petites doses d'un ou de deux verres, et l'on va progressivement jusqu'à quatre ou cinq. Les enfants n'en prennent qu'un demi- ou un quart de verre. On laisse un intervalle de 10, 12 à 15 minutes entre chaque verre. Les personnes trop faibles pour faire de l'exercice font bien de boire l'eau minérale pendant qu'elles sont dans leur bain.

2. Emploi des eaux à l'extérieur.

Il peut avoir lieu sous diverses formes: sous celle de bains ordinaires, de bains de vapeur, de douches de toute espèce, d'injections, d'inhalations et de compresses.

Bains.

Après avoir discuté dans la partie générale de cette publication l'action physiologique des bains, nous nous contenterons d'ajouter ici quelques remarques sur leur mode d'application.

Quant à la température, nous donnons en général la préférence à des bains de 26 à 28° R. Les bains froids, par leur action réfrigérante, produisent des effets plus ou moins contraires à ceux des bains chauds. Ils peuvent fortifier, quand la constitution est bonne, mais ils nuisent souvent aux personnes délicates, irritables et principalement aux enfants. Il importe, au surplus, de prendre en considération l'idiosyncrasie que l'on peut avoir pour les bains froids ou les bains chauds.

Des bains trop chauds occasionnent parfois des orgasmes et des fièvres qui interrompent la cure. Il faut se plonger lentement dans l'eau. Les personnes faibles, sujettes aux congestions, ne sauraient supporter l'immersion totale.

La durée du bain doit se graduer selon l'affection, l'âge, la constitution et les forces du patient. Pour les maladies de la peau et pour des affections extérieures on prescrit ordinairement des bains plus longs que pour d'autres maladies. Toutefois c'est la manière dont le bain se supporte dans chaque cas spécial, qui est décisive, et il n'y a que le médecin qui puisse en juger.

Dans ces derniers temps on est beaucoup plus porté pour les bains prolongés qu'il y a quelques dizaines d'années où l'on croyait encore à des absorptions considérables par la peau. Depuis qu'on apprécie surtout l'action directe des bains sur la peau, action qui se transmet aux nerfs, il est naturel que ce soit surtout ce mode d'action qu'on cherche à utiliser dans les bains.

On commence communément par des bains de 15 à 20 minutes; puis on en augmente journellement la durée de 10 à 15 minutes, jusqu'à 1, même à 2 heures pour les bains du matin, et jusqu'à 1 heure pour ceux du soir. Quand la cure tire à sa fin, dans la période de desquamation, on en diminue la durée dans la même progression.

C'est toujours à jeun qu'on doit prendre les bains, le matin de préférence, après qu'on à bu les eaux, et le soir, de 5 à 8 heures, quand on a fini sa digestion.

Comme partout ailleurs, il importe, à Schinznach, d'observer les mesures de précaution qu'exige l'emploi des bains. Il faut se garder de se baigner, quand on est échauffé, quand on transpire etc., et par-dessus tout quand la digestion s'opère, parce que dans ces cas-là, on provoquerait de dangereuses congestions. Au sortir du bain, il est bon de s'essuyer avec soin et de ne pas se vêtir trop légèrement.

Quant à la question de savoir s'il est convenable de se tenir tranquille ou de se donner du mouvement pendant la durée du bain, assurément l'action de l'eau est augmentée, lorsque, dans un bain chaud, on se frotte et se pétrit soi-même la surface du corps, ou bien lorsqu'on emploie quelqu'un à cet effet, et je sais par expérience que cette pratique a souvent eu des résultats fort heureux, quand il y avait torpeur de la peau, relâchement des muscles et paresse des intestins abdominaux. Des frictions, des savonnages, des massages pendant le bain, avec la main ou avec la flanelle, à la manière des Orientaux, pour délivrer la peau de ses couches de vieil épiderme, sont certainement fort à recommander, puisque ces écailles d'épiderme ne s'en vont jamais par un bain d'eau simple.

Ordinairement le bain stimule l'appétit. Cependant on fera bien de ne pas se laisser aller à toute impulsion. Surtout nous regardons l'usage de déjeuner dans le bain comme très-défavorable, à moins que le bain ne dure fort longtemps, et qu'on sente une certaine faiblesse ou des tiraillements d'estomac, ou qu'on ait l'habitude de déjeuner de très-bonne heure. En général on s'en trouvera beaucoup mieux si l'on mange seulement après avoir quitté le bain.

Il faut suspendre, pour 2 ou 3 jours, l'usage des bains pendant le temps de la menstruation, à moins que celle-ci ne s'opère avec difficulté ou ne soit pas assez abondante. Dans ce dernier cas les bains peuvent être continués sans danger; il est même utile d'en prendre.

La durée de la cure varie, selon la gravité du mal et la constitution des malades; elle est ordinairement de 3 à 4 semaines.

Quand il s'agit de maladies opiniâtres et invétérées, il devient nécessaire de prolonger et même de répéter la cure.

Au reste, c'est l'état du malade qui doit toujours en régler le mode et la durée.

Douches.

Les douches sont, sans contredit, un des modes d'application des plus efficaces, dans une foule de maladies. L'ébranlement qu'en reçoivent les parties molles, pénètre profondément dans la contexture organique; il en ranime énergiquement la vitalité, et y détermine une activité qui s'étend jusqu'au foyer du mal, où elle seconde les propriétés résolutives et dissolvantes de l'eau minérale.

L'application des douches a particulièrement lieu dans les cas,

1) d'enflure atonique,
2) de rhumatismes fixes,
3) de dartres circonscrites opiniâtres,
4) de faiblesse et de laxité partielles,
5) de contraction et de relâchement des articulations,
6) de névroses locales.

Les bains neufs particulièrement sont pourvus d'appareils à douches de toutes sortes.

Un local particulier est affecté à l'usage des douches; on peut les modifier à volonté et donner à l'eau la température exigée par la nature du mal.

Inhalations.

L'eau minérale de Schinznach exhale, pendant la préparation des bains, une telle quantité d'hydrogène sulfuré et d'acide carbonique que déjà en 1826, lors de la con-struction de la belle maison de bains, il a fallu aviser à éloigner ces gaz par un ventilateur aspirant. Déjà à cette époque on avait pensé à utiliser pour la thérapeu-tique la respiration des gaz et des vapeurs d'eau, et l'on avait introduit les dispositions nécessaires pour pouvoir modérer ou faire cesser à son gré l'action du ventilateur. Il existait donc à Schinznach, longtemps avant la belle invention de Sales-Girons, un établissement d'inhalation parfaitement organisé, ce qui prouve que cette idée non plus n'est pas tombée tout armée du ciel.

Notre salle d'inhalation est établie d'après le système Waldenbourg. Chaque personne a son appareil particulier; elle peut le fermer pour se reposer. Une pompe fournit à cet effet de l'eau à 25° C., le brouillard lui-même con-serve une température d'environ 18° C.

Pour faire prendre à certains malades des inhalations plus chaudes et pour employer des substances médica-menteuses, on se sert d'appareils portatifs. Mais en géné-ral l'inhalation par l'appareil Waldenbourg se supporte si facilement, que parmi les adultes on voit presque toujours aussi des enfants de 5 à 6 ans qui, quelque peu surveillés, s'y trouvent parfaitement bien.

Les inhalations se font une au deux fois par jour, le matin et l'après-midi. Elles durent 10 à 30 minutes, pendant lesquelles je fais faire aux malades des inspi-rations d'abord légères, puis de plus en plus profondes, en tenant la bouche très-ouverte et la langue un peu avancée pour soulever l'épiglotte.

Il ne s'est jamais présenté d'accidents fâcheux; je n'ai jamais observé des crachements de sang pendant l'inha-lation ni à la suite.

Dans ces dernières années, j'ai encore appliqué l'eau pulvérisée à des maladies de la peau dans des endroits sensibles de la figure, p. e. dans les érythèmes et les eczèmes des paupières.

Dans les inhalations il faut prendre en considération plusieurs moments qui composent l'action thérapeutique : à savoir :

1) L'humidité sous une forme tellement divisée, que les muqueuses, d'ailleurs si irritables au contact de tout corps étranger, la supportent facilement.
2) Une température convenable de cette humidité.
3) Les sels de chaux et de sodium.
4) L'acide sulfhydrique et l'acide carbonique.
5) Les inspirations rhythmiques suivies sont une gymnastique salutaire qui fortifie les parties correspondantes des muscles de la poitrine et du tissu pulmonaire lui-même.

A la vérité il est très-difficile de décider, si l'un des deux gaz, qui sortent intimement mêlés de l'eau minérale, a une action plus irritante que l'autre. D'après Krieger les inhalations d'acide carbonique ont un effet bienfaisant contre le manque d'air qui provient de la torpeur de la muqueuse et de l'accumulation des flegmes dans les cellules pulmonaires. Waldenbourg aussi se prononce pour l'effet bienfaisant de l'acide carbonique.

L'hydrogène sulfuré qu'on respire, et le soufre qui s'en dégage, doivent agir d'une autre manière en détruisant les bactéries qui se développent aussi facilement sur les muqueuses que sur les plaies extérieures.

Injections, lavements, compresses.

Dans les affections abdominales mentionnées plus haut, p. e. dans des cas de catarrhe de la vessie, de fleurs blanches, d'ascarides etc. on emploie très-souvent avec succès les injections d'eau minérale soit pure, soit mélangée. Les abcès fistuleux, carieux etc. réclament souvent des injections. Les compresses d'eau minérale peuvent servir au pansement d'ulcères chroniques, ou à combattre les affections dartreuses locales.

Douches nasales.

On se sert à cet effet d'un cabinet attenant à la salle d'inhalation; on régularise le jet au moyen d'un robinet. Des allonges en forme d'olives, d'une épaisseur convenable, ferment la narine et forcent l'eau de pénétrer dans la partie reculée et supérieure de la cavité nasale, pour ressortir par la narine libre. Quelque simple que soit la manipulation par elle-même, on rencontre souvent, chez des enfants et des dames, des difficultés qui finissent par être vaincues, à force de patience et par des instructions convenables sur l'attitude de la tête, sur la direction du jet d'eau etc. Les commençants avalent ordinairement l'eau; chez d'autres elle pénètre dans les cavités frontales, y causant des éternuments et des douleurs. Je n'ai jamais observé d'inconvénients, mais j'ai vu l'opération réussir avec des enfants de cinq ans.

3. Régime hygiénique.

Le succès de la cure dépend, en grande partie, du soin avec lequel on se surveille soi-même. Il importe de régler son genre de vie conformément au but que l'on se propose et que l'on désire atteindre. Avant tout, il faut savoir renoncer aux habitudes pernicieuses que l'on peut avoir contractées.

On doit mettre de côté toute espèce d'affaires sérieuses, les travaux de tête surtout, et se garder des mouvements passionnés de l'âme.

„Quand vous arrivez aux eaux minérales, dit Alibert, faites comme si vous entriez dans le temple d'Esculape; laissez à la porte toutes les passions qui ont agité votre âme, toutes les affaires qui ont si souvent tourmenté votre esprit."

Rien n'est plus propre à favoriser l'action salutaire des eaux qu'un exercice modéré en plein air; il facilite toutes les fonctions animales, fortifie les muscles, distrait et égaie l'esprit.

Il est encore fort important d'observer une grande régularité dans ses repas: aux eaux la sobriété est le premier devoir.

Quant à la qualité des aliments, on ne peut guère poser des règles positives; l'âge, la nature, la maladie les dictent. En général, une nourriture simple, de facile digestion, fortifiante, est celle qui convient le mieux dans le plus grand nombre de cas.

E. L'eau de Wildegg.*

Wildegg est situé dans la riante vallée de l'Aar, entre Aarau et Brugg.

La source minérale bromo-jodurée fut découverte en 1836. Elle a une profondeur de 345' sous le niveau de l'Aar.

D'après les analyses comparatives suivantes on voit que la source est riche en iode et en brome.

Ainsi, sur 1000 grammes les eaux suivantes contiennent:

---

* L'eau de Wildegg, par A. Robert, Strasbourg, 1868.

	Iode.	Brome.
Eau de Halle (Autriche) .	32 mill.	12 milligr.
„ de Wildegg . . .	24 „	10 „
„ d'Adélaïde	22 „	9 „
„ de Challes (Savoie) .	5 „	1 „
„ de Kreutznach . .	0,015	7 „

Analyse de l'eau de Wildegg.

D'après Hepp, pharmacien en chef de l'hôpital civil de Strasbourg.

1000 grammes d'eau renferment 13 gr. 480 de matières solides.

Oxyde potassique	0,478 grammes
Oxyde sodique	3,570 „
Oxyde calcique	1,088 „
Oxyde magnésique	0,407 „
Oxyde ferreux	0,035 „
Acide sulfurique	1,618 „
Chlore	5,767 „
Brome	0,008 „
Iode	0,030 „
Silice	0,048 „
Total	13,044 „

L'eau de Wildegg est indiquée d'après les observations du docteur A. Robert :

1) dans l'engorgement des glandes superficielles et de celles du mésentère ;

2) dans les engorgements scrofuleux de tous les organes glanduleux ;

3) dans les affections scrofuleuses et chroniques des yeux, dans l'ozène ;

4) dans certains engorgements d'organes glanduleux ne reconnaissant pas pour cause la diathèse scrofuleuse

(goître, sarcocèle), des glandes salivaires, des amyg-
dales, du pancréas, du foie, de la prostate, des ovaires
et du sein;

5) dans les cas de carie scrofuleuse;

6) dans la chlorose lorsqu'elle dépend d'une constitution
scrofuleuse, torpide, et qu'elle est accompagnée de
fleurs blanches;

7) dans l'aménorrhée et la dysménorrhée;

8) dans la syphilis secondaire et constitutionnelle, surtout
chez des sujets lymphatiques.

La découverte de cette source a procuré un puissant
remède auxiliaire à la source thermale de Schinznach.
Wildegg n'étant qu'à une petite lieue des bains, il est
facile, en tout temps, d'y faire venir de cette eau minérale fraîchement puisée.

Ces deux sources, qui chacune contiennent des substances médicales d'une efficacité avérée, telles que l'iode,
le brome, le soufre, présentent aux médecins les remèdes
les plus énergiques pour combattre les différentes affections scrofuleuses et lymphatiques.